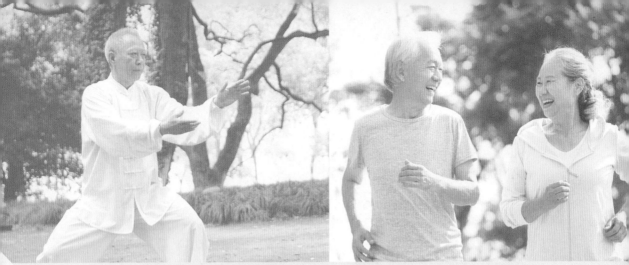

社区（老年）教育系列丛书

老年养生 与 保健

主 编　冯庆雨　宋晓红

U0341843

郑州大学出版社

图书在版编目(CIP)数据

老年养生与保健 / 冯庆雨,宋晓红主编. —郑州:郑州大学出版社,2023.6

(社区(老年)教育系列丛书)

ISBN 978-7-5645-9558-6

Ⅰ.①老… Ⅱ.①冯… ②宋… Ⅲ.①老年人-养生(中医)-中老年读物 ②老年人-保健-中老年读物 Ⅳ.①R161.7-49

中国国家版本馆 CIP 数据核字(2023)第 051540 号

老年养生与保健

LAONIAN YANGSHENG YU BAOJIAN

选题策划	孙保营 宋妍妍		封面设计	王 微
责任编辑	吴 静		版式设计	陈 青
责任校对	宋妍妍		责任监制	李瑞卿

出版发行	郑州大学出版社		地 址	郑州市大学路 40 号(450052)
出版人	孙保营		网 址	http://www.zzup.cn
经 销	全国新华书店		发行电话	0371-66966070
印 制	河南美图印刷有限公司			
开 本	787 mm×1 092 mm 1/16			
印 张	17		字 数	192 千字
版 次	2023 年 6 月第 1 版		印 次	2023 年 6 月第 1 次印刷

书 号	ISBN 978-7-5645-9558-6		定 价	85.00 元

本书如有印装质量问题,请与本社联系调换

社区(老年)教育系列丛书
编写委员会

主　任　　赵继红　孙　斌

副主任　　杨松璋　秦剑臣

委　员　　王　凯　成光琳　周小川

江月剑　梁　才　张海定

《老年养生与保健》

作者名单

∷∷∷∷∷∷∷∷∷∷∷∷∷∷∷∷∷∷∷∷∷∷∷∷∷∷∷∷∷∷

主　编　　冯庆雨　宋晓红

副主编　　徐　博

编　委　　（以姓氏笔画为序）

　　　　　　　朱　峰　赵佳音

前　言

健康长寿是人类一直追求的永恒主题,于个人而言,健康是开启幸福生活的钥匙;于国家而言,健康是建设和谐社会的根基;于民族而言,健康是延续民族繁荣的保障。1990 年联合国世界卫生组织(WHO)对健康做了新的定义,即"健康不仅是没有疾病,而且是一种躯体上、精神上和社会上的良好状态"。2013 年,我国第一部老龄事业发展蓝皮书——《中国老龄事业发展报告》显示:中国老年人口基数大,人口老龄化进程快,老年人慢性病患病率高;养老保障和医疗保障水平还比较低;农村老龄事业发展明显滞后。2016 年国家印发了《"健康中国 2030"规划纲要》,使健康中国上升为国家战略层面,"没有全民健康,就没有全面小康"。《国务院关于加强和推进老龄工作进展情况的报告》指出,截至 2021 年底,全国 60 岁及以上老年人口达 2.67 亿,占总人口的 18.9%;65 岁及以上老年人口达 2 亿以上,占总人口的 14.2%,我国已步入深度老龄化社会阶段,老年人的健康问题凸现在人们的视野中。老年养生保健工作是我国老龄事业和体育事业的重要组成部分,对于提升老年群众健康水平,推动健康关口前移具有不可替代的作用。因此,有效应对我国人口老龄化，事关国家发展全局，事关亿万百姓福祉和社会和谐稳定，对于全面建设社会主义现代化国家具有重要意义。全民健康任重道远，老年养生保健就显得尤为重要。

本书以运动训练学、养生学、运动生理学、营养学、心理学等为理论依据，对养生概述、养生溯源、养生理论、养生功法进行科学解读，涵盖了运动养生、膳食养生、作息养生、心理养生、保健养生，以及其他形式养生等内容。本书编写团队由多年从事体育管理的工作者、老年养生的研究人员、老年保健专家所组成，编写贯彻了理论与实践相结合、以实践为主的原则。既有养生保健的基本理论，更有养生保健练习的操作方法；既有传统养生保健的精华，又有现代养生保健和健康生活新概念的最新成果。内容融理论与实践、传统与现代于一体，并粹取、汇总了国内外有关养生的最新研究成果。本书图文并茂、通俗易懂，既具有较强的知识性、实用性，又具有较强的科学性、先进性。由于功法技术复杂程度一般，本书重在实践和体悟，亦可进行自学，普遍适用于社会上老年养生保健爱好者。同时，本书对于大力弘扬健康理念，倡导科学健身方法，传播运动养生思想，普及科学知识十分必要。

本书通过查阅文献、专家走访、逻辑分析等方法，进行缜密研究，严谨布局，在框架结构上由理论章节和实践章节构成，共包括十二章内容，第一至五章主要阐述养生的理论知识，第六至十二章主要阐述养生的实践技术。本书旨在通过理论探索加以实践技术共同促进人们对养生与健康知识的了解和身体力行的运用，达到居家养生的效果。

本书第一章、第二章、第三章、第四章、第六章第一节、第十章、第十一章由河南工业职业技术学院冯庆雨编写，第九章由南阳市第一人民医院宋晓红编写，第五章、第七章、第八章、第十二章由河南工业职业技术学院徐博编写，第六章第二节由河南工业职业技术学院赵佳音编写，第六章第三节由南阳市公安局朱峰编写，全书由冯庆雨统稿。在此特别感谢河南工业职业技术学院的丁淯鹤老师在图片后期的编辑和制作方面的指导工作。

本书编撰过程中参考并借鉴了国内外有关养生与健康的相关研究文献及其他学科的部分相关资料，在此谨向引文的原著者表示衷心的感谢！限于我们的水平和能力，书中肯定会有许多不尽如人意之处，敬请各界专家、学者和读者们给予批评和指正，使之能更好地服务老年养生保健，增进老年人的获得感、满足感和幸福感，提高生活的幸福指数。

《老年养生与保健》编委会

2023 年 1 月

目 录

∷∷∷∷∷∷∷∷∷∷∷∷∷∷∷∷∷∷∷∷∷∷∷∷∷∷∷∷∷∷∷∷∷∷∷∷

第一章
老年养生保健概述

第一节　老年养生保健的概念与内涵

一、养生保健的概念

养生保健的概念界定和科学分类是继承和弘扬传统养生文化、构建养生学科首先要解决的重要理论问题，也是养生文化传播与实践中面临的现实问题。

养生，通常以词源释义，即保养、养护、养育生命之义。养生的实质，是指采用以自我调摄为主要手段的一系列综合性措施，保证人的生命体在自然和社会的大环境中保持平衡和适应，从而达到保养身心、健康长寿的目的。古人把所有的保健延年活动统称为"养生"。养生学是研究养生活动的一门学科，是在研究人类生命规律、衰老机理的基础上，阐述促进健康、预防疾病，以达到延年益寿、提高生命质量的理论和方法的学说,具有完整的理论体系和丰富的实践经验。传统养生学为我们民族的繁衍生息做出了巨大贡献,是祖先留给我们的宝贵遗产,其中不少养生思想和方法,基于文化的同质性天然地为我国民众所认同,并至今广为流行。

养生保健是指保养、调养、颐养生命。即以调阴阳、和气血、保精神为原则,运用调神、导引吐纳、四时调摄、食养、药养、节欲、辟谷等多种方法,以期达到健康、长寿的目的。

二、养生保健的内涵

养生保健的内涵,关系中国传统文化的众多领域,几乎囊括了改善人类生存环境、提高人类生命质量的一切内容。凡是对人健康长寿起良好作用的措施均可纳入养生保健的范畴,可涵盖生命的全过程。养生保健的内容丰富多彩、内涵深刻、博大精深。它汇集了我国历代劳动人民防病健身的众多方法,糅合了儒、道、佛及诸子百家的思想精华,代表着中华民族的教化水平,充满勃勃生机和浓郁的东方文明特点。养生保健的内容非常宽泛,从古至今中国人对养生保健也在不断地探索和发展。养生保健大致包括四季中的生活起居、饮食调养、身体锻炼、精神养护、克服不良习惯、注意生活节制等方方面面。按照中医养生理论和方法,养生保健重要的是顺时养生。顺时就是顺四时而适寒暑。这是中医养生一条极其重要的原则,人体适应四时阴阳变化规律,才能发育成长,健康长寿。养生保健以中国传统哲学、中医药学和民俗学等理论为基础,以养精、练气、调神为运动的基本特点,强调意念、呼吸和躯体运动相配合的保健活动和养生方法。通过人体自身的姿势调整、呼吸锻炼、意念控制,使身心融为一体,达到增强人体各部分功能,诱导和启发人体内在潜力,起到防病、治病、益智、延年的作用。传统养生保健的内涵是指在健身过程中,以中国传统养生理论为基础,通过有意识的柔和、缓慢、均匀的身体活动来增强人的生命体的活力,维护健康、增强体质、愉悦身心、延年益寿的养生方法。

养生保健讲究修身养性、道德为先、动静结合、以静为主,强调动以养形、静以养神。动静结合且有度协调更有利于促进身心健康与和谐发展,构成了现代健康活动的基本特色。其形式有情志调节、四时调摄、导引吐纳、饮食养护、环境选择、起居有常、药饵服食、节欲等。在形体运动方面,养生的身体运动重视加强人体内部运动,即精、气、神的锻炼。它不追求短期内身体的激烈运动和外在的变化,而是通过姿势、呼吸、意念的整体锻炼,逐步地调整生理、心理功能,加强对机体的健康效应。如身体导引是一种柔和、缓慢、均匀的运动,它的原理并不是运动超量恢复,而是通过调气、调神、调形,使机体筋络通畅,修复人体内在功能,以达到延年益寿的目的。

三、养生的与时俱进

现代养生更着重于现代医学对健康标准的重新界定。1990 年联合国世界卫生组织（WHO）对健康做了新的定义，即"健康不仅是没有疾病，而且是一种躯体上、精神上和社会上的良好状态"。世界卫生组织对健康的定义细则：①充沛的精力，能从容不迫地担负日常生活和繁重的工作而不感到过分紧张和疲劳；②处世乐观，态度积极，乐于承担责任，事无大小，不挑剔；③善于休息，睡眠良好；④应变能力强，能适应外界环境中的各种变化；⑤能够抵御一般感冒和传染病；⑥体重适当，身体匀称，站立时头、肩、臂位置协调；⑦眼睛明亮，反应敏捷，眼睑不易发炎；⑧牙齿清洁，无龋齿，不疼痛，牙颜色正常，无出血现象；⑨头发有光泽，无头屑；⑩肌肉丰满，皮肤有弹性。其中前四条为心理健康的内容，后六条则为生物学方面的内容（生理、形态）。影响现代人健康的因素很多，其中60%取决于个人的生活方式。世界现代养生理论强调人的生理、心理、社会、道德都健康才是真正的健康，把戒烟限酒、合理膳食、科学运动、心理平衡作为健康的"四大基石"。

健康是人类的永恒主题，是人类共同的愿望与要求。博大精深的中华文化是中华民族的瑰宝，自古以来尊崇天人合一，适者长寿。古人发现人体是个小宇宙，与自然界这个大宇宙密切相连；不仅要求人与自然、人与社会、人与人的和谐，还要求人自身的和谐，保持自然界外在的平衡与人体内在的平衡。中医早有

"治未病"（"未病先防""已病防变"）的名言，坚持全面兼顾，防治结合，预防为主，通过提高自身功能促进健康。中华养生文化，包括中医"治未病"的理念，非常适应经济社会的发展、医学模式的转变和全民族的健康需求。从祖先积累的"金矿"中挖掘和创造有利于提高国民健康素质的新财富，是为中国人民乃至世界人民造福的宏图大略。随着我国经济的快速发展和社会的不断进步，人们认识到"是药三分毒"，对健康的观念正从"有病治病"向"无病保健养生"转变。综合传统养生和现代养生理念，对于构建现代健康的理论基础有非常重要的意义，养生保健将成为我国全民健身的基本方略。

第二节　老年养生保健的内容与分类

由于养生与保健内容的博大精深，很难用一个标准进行划分。从养生学的学科组成来分，有中医养生学、道家养生学、佛家养生学、武术养生学、儒家养生学、民俗养生学等；从采取养生保健的方法又可分为情志养生、运动养生、饮食养生、四时养生、环境养生、起居养生、饮茶养生、饮酒养生、气功养生、房室养生、药膳养生等；从养生的人群对象来分，可以细分为中年养生、老年养生。

本书以传统养生和现代养生相结合为切入点，从内容上进行划分，大致分为以下四大类。

一、体育运动养生

"生命在于运动"。运动养生自古以来都为养生家所推荐并躬身践行。体育运动养生顺应天时地利人和,在养生领域占有重要的地位,大致包括以下几种。

(一)健身气功功法

健身气功是以自身形体活动、呼吸吐纳、心理调节相结合为主要运动形式的民族传统体育项目,是中华优秀传统文化的重要组成部分。2003 年 2 月,国家体育总局已将健身气功确立为第 62 个体育运动项目。现已整理和推广的健身气功功法有五禽戏、六字诀、八段锦、易筋经、马王堆导引术、大舞、导引养生十二法、太极养生杖、十二段锦等。

(二)太极拳系列项目

太极拳是以中医学中脏腑经络学说、阴阳五行学说、气血理论为指导,把导引与养生、肢体锻炼与精神修养融为一体的功法,集修身、养性、娱乐、观赏于一体,动作优美,衔接流畅,简单易学,安全可靠,具有祛病强身、延年益寿的功效。包括太极八法五步,24 式简化太极拳,以及陈、杨、武、孙、吴式太极拳等。

(三)武术动、静桩功功法

中国武术讲究形神合一、内外兼修。内养性格,固本保元,外练筋骨,手足矫健,历来被人们视为养生之道。中国武术的桩功包括动桩和静桩,动桩包括一般的武术套路练习和单式反复练习,而静桩亦称站桩功,它既是一种体育锻炼活动,又是一种修养身心、陶冶性情的方法。简单易练的动桩如太极步、八卦趟泥步、心意六合拳、鸡腿步等,静桩如太极桩、形意拳三体式等。

(四)保健养生功法

中医学中很多养生保健的观念和现代生命学相似,很多传统养生保健方法也很有效,比如推拿、按摩等。自我保健按摩,易学易行,可以个人操作,无须别人帮助,不受时间地点限制,男女老少皆宜,按摩手法主要有按、揉、摩、擦、拍、捻、点等,要求轻重适当,均匀柔和,持久深透。经常使用这些方便操作的方法对养生保健,强身健体,预防疾病有特殊的疗效。保健养生功法包括循经拍打导引、按摩十八法、足底保健按摩法、乾隆"十常四勿"养生法、打坐养生功、武当养生功等。

(五)时尚养生功法

随着时代的发展、中外养生健身知识的交流,传统的养生功法也与时俱进,百花齐放,创造出新兴易练的时尚养生功法。依据城市人群的生活、工作和起居特性,以及身心的压力和亚健康状态等情况,无须高强度的运动流汗,无须特定的运动场所,轻轻松松舒压健体、修养身心。时尚养生功法包括靠树健身功、爬行健身操、健步走、瑜伽等。

二、平衡膳食养生

饮食是生命之根,健康之本。随着人们生活水平的提高,"吃好求健康"已成为人们追求的目标。吃得科学合理、讲究营养平衡是保证身体健康、防止疾病发生、提高生活质量的重要方法。食养是运用传统中医理论,阐述食物的四性五味,结合现代营养学来辨证(质)食治;食疗是指食物除养生和营养作用外,还有治疗作用,包括运用中医理论的辩证(质)治疗,食物中营养素对营养缺乏症的治疗,以及食物中一些非营养物质的特殊治疗作用。合理饮食,预防和配合治疗疾病,旨在提高全民族的健康水平。

人体作为一个有机整体,与自然界息息相通,饮食养生并非无限度地补充营养,而应遵循一定的原则。食物也有偏性,必须根据食物的特点而灵活取舍,选用相应食物合理搭配,以符合人体健康的需要。"养生之道,莫先于食"。饮食是生命体保持个体生存的本能,是转化成水谷精微和气血、维持生命活动最基本的条件。合理的饮食,可使人身体强壮,益寿延年。但是,饮食失宜,又是导致疾病和早衰的重要原因之一,所以饮食对于养生具有重要意义。

人们在中医学数千年的发展史中,积累、总结了丰富的食疗经验。《黄帝内经》提出"五谷为养,五果为助,五菜为充,五畜为益,气味合而服之,以补益精气"的论点,汉代张仲景在《金匮要略·禽兽鱼虫禁忌并治》中指出:"所食之味,有与病相宜,有与身为害,若得宜则益体,害则成疾。"《金匮要略·禽兽鱼虫禁忌并治》还收集了很多食治与饮食禁忌。后世更是推出大量深有影响的食疗著作，如唐代药王孙思邈的《千金方》"食治"专篇，精辟地论述了食疗是行之有效的治病方法之一；明代医药学家李时珍的《本草纲目》中有700多种食物性味归经，并指出"食物入口，与药之治病同为一理"的传统食疗理论。

食物对人体具有滋养作用，能使气血充足，为全身各组织器官提供营养，使五脏六腑功能旺盛，生命力强。饮食还具有调整阴阳平衡的作用，根据食物的气、味特性及身体阴阳盛衰的情况，给予适宜的饮食营养。《素问·阴阳应象大论》指出："辛甘发散为阳，酸苦涌泄为阴。"五味各有阴阳运行，五行生克，均与饮食五味有着密切的关系。因此，掌握平衡膳食养生法一定要了解食物属性归类和饮食禁忌，才能达到平衡膳食的效果。

三、时辰节律养生

年有十二月，日有十二时。"日出而作，日落而息"体现了"顺应自然，天人合一"的养生法则。人体是一个讲究和谐与平衡的系统，五脏六腑皆有神明，如果偏离了它，就会生病。掌握了人体自身的秘密，也就掌握了长寿的秘密。我国古代养生家以及现代的长寿者，往往都有一套比较完整的、适合自己的日常起居养生方法。科学研究证明，节律养生是提高生活质量与工作、学习效率，放松身心，减少疾病，增进健康，延年益寿的最有效、最实际和最经济的一种方法。

我国的医学瑰宝《黄帝内经》早就发现了人的健康养生也是有规律可循的,提出了养生与十二时辰的关系密切。由于每个时辰都会有不同的经脉"值班",人体内的气血也按照一定的节奏在各经脉间起伏流注。为此,养生要顺应身体节律和其自身的循环运转,即养生要注重"因天之序",注重日出而作,日落而息,循序而动,才能获得良好的养生效果。

中医医理讲"因天之序",就是要因循身体这个"天"本身的运动顺序,就是生发、生长、收敛、收藏。违背了这个顺序,就要生病,顺应这个顺序,就健康长寿。因此,中医学将十二地支作为日节律的指称,日节律就是指人体一昼夜中阴阳消长、盛衰的情况。

古人追求天人合一,今人强调与自然和谐共生。大自然的四季更换,寒来暑往,春耕夏长,秋收冬藏,更始复迭,这些景象同人类的生命健康息息相关,故此,人与自然构成了生命共同体。人体的生物钟和大自然的周期律顺则长,逆则消。顺应四时、作息有度、调和阴阳,方可长寿安康。

四、心理养生

所谓心理养生,就是从精神上保持良好状态,以保障机体功能的正常发挥,从而达到防病健身、延年益寿的目的。如今,大多数人对饮食和身体方面的养生都非常重视,但却忽略了甚至根本不知道情志,即心理方面的养生。中医认为,生者,重在养心。喜、怒、忧、思、悲、恐、惊七种情绪是人体正常的精神活动。面对焦虑、烦躁、心情低落时，要学会情绪管理。传统医学认为怒伤肝、喜伤心、思伤脾、忧伤肺、恐伤肾，指出了过度的情绪、异常心理活动会引起相关脏腑功能失调。《黄帝内经》云："夫上古圣人之教下也，皆谓之虚邪贼风，避之有时，恬淡虚无，真气从之，精神内守，病安从来"。春暖花开，精神内守，才能百病不侵，顺从四时，则疴疾不起。

心理养生从宏观意义上来讲可以分为两个层次：一是浅层次的心理养生；二是深层次的心理养生。浅层次的心理养生，也可称作表意识养生；深层次的心理养生，也可以称作潜意识养生。调意入静、修心养神等，都属于表意识养生。潜意识养生的显著特征是：在表意识养生的基础上，有一个从广度到深度的延伸。即已不是局限于"尽量排除杂念或设想一些愉快的东西"那样简单的利导式思维上，可以称作"大调意"。这个"大调意"可以说是潜意识养生的思维基础。"大调意"就是不只局限于一时一地的，短暂的修心养神，而是在平时也要养成广角思维的习惯。多读书、多思考、多比较，纵横古今、通晓事理，不狭隘、不偏激，奠定一个平和、恬淡的心理基础。这既是一种状态，也是一种习惯，是在有意或无意中养成的。如果拿表意识养生和潜意识养生做比较的话，后者比前者的养生效应要显著得多、持久得多。

心理养生之法古代不少诗人深得其旨。陆游的"人安病自除"，白居易的"心是自医生"都指出养心为要，要防止产生心病；朱熹的"心平气自和"，王静庄的"心宽出少年"也告诉我们，养心就是保持心态的宽和与平稳，一个人只要心不老，他将会永远年轻。

第三节　老年养生保健的重要手段——运动

"养生"一词最早见于《庄子·内篇》。养生，又称摄生、道生、养性、卫生、保生、寿世等。养生是根据生命的发展规律，达到保养生命、健康精神、增进智慧、延长寿命等目的的科学理论和方法。因为身体是我们生活的根本，健康的身体是我们有一个健康人生的基础。健康也是长寿的先决条件，而每个人的健康状况在很大程度上又依赖于他所生活的环境。

《寿世保元》云："养生之道，不欲食后便卧及终日稳坐，皆能凝结气血，久则损寿。"说明运动对老年人进行养生保健具有积极作用。运动能够促进气血畅达，增强抗御病邪的能力，提高生命力，故著名医家张子和强调"惟以血气流通为贵"。生命在于运动，科学有效、规律持久的健身运动可以有效调节身体各脏器的功能，增强机体的免疫机制，促进新陈代谢，预防各种疾病的发生，有助于某些疾病的康复，是老年养生保健的重要手段。

一、促进人脑清醒及思维敏捷

运动可以改善人脑的功能，延缓功能的衰退。特别是对于用脑较多的人群，运动可以提高大脑的记忆能力，有助于休息和睡眠，同时减少大脑疲劳。体育活动能促使中枢神经系统及其主导的部分大脑皮质的兴奋性增强，抑制加深，从而改善神经过程的均衡性和灵活性，提高大脑的综合分析能力。

二、促进血液循环和提高心脏功能

进行体育活动加速血液循环,以适应肌肉活动的需要,这样就能从结构上和功能上改善心血管系统。经常进行运动,能使心脏产生工作性肥大,心肌增厚,收缩有力,心搏徐缓,血容量增大,这就大大减轻了心脏的负担,心率和血压变化比一般人小,表现出心脏工作的"节省化"现象。

三、改善呼吸系统和脾胃消化功能

呼吸是重要的生命现象,肺是呼吸系统的重要器官,具有气体交换的功能,经常运动能使呼吸肌发达,呼吸慢而深,每次吸进氧气较多,每分钟只要呼吸 8~12 次,就能满足机体需要。运动可使人体更多的肺泡参与工作,使肺泡富有弹性,增加肺活量。华佗指出:"动摇则谷气得消,血脉流通,病不得生。"说明运动有强健脾胃的功能,促进饮食的消化输布。脾胃健旺,气血生化之源充足,才能健康长寿。

四、延缓骨质疏松,促进骨骼肌肉的生长发育

运动可使人的骨关节和肌肉系统能力提高,延缓骨质疏松及老年特有的退行性骨和关节病变。俗话说"人老腿先老,老腿先老脚",运动锻炼增强肌肉力量,改善骨关节功能,正是延缓衰老的一

个表现。适当的体育活动能为骨骼和肌肉提供足够的营养物质，促进肌纤维变粗，肌肉组织有力，促进骨骼生长，骨密质增厚，提高抗弯、抗压、抗折能力。

五、调节心理，使人朝气蓬勃，充满活力

从事体育养生保健功法活动，特别是从事自己感兴趣的运动项目，能使人产生一种非常美妙的情感体验，心情舒畅，精神愉快。运动还可以增强自尊心、自信心和自豪感，增添生活乐趣。运动还能调整人们某些不健康心理和不良情绪，如消除沮丧和消沉情绪。运动还可以促进心理健康，调整积极的情绪，消除精神压力和孤独感。心理适应，最主要的就是对于人际关系的适应。运动锻炼已经成为一种促进人们心理适应能力的良好形式。

六、提高人体对外界环境的适应能力

从事体育运动能提高人体应变能力，使人善于应付各种复杂多变的环境。因为经常锻炼，大脑皮质对各种刺激的分析综合能力增强，感觉敏锐、视野开阔，判断空间、时间和体位的能力增强，因而能判断准确，反应灵敏。同时由于经常在严寒和炎热环境中运动，可以提高机体调节体温的能力，增强身体对气温急剧变化的适应能力。

七、增强机体免疫能力，延缓慢性疾病

经常运动可使白细胞数量增加、活性增强，增强机体免疫能力，提高人体对疾病的抵抗力。适量运动可以使中老年人保持充沛的精力和旺盛的生命力，延缓老化过程，健康长寿。有效运动可以延缓各种慢性疾病如肥胖症、高血压、糖尿病、心脑血管病等的发生和进展。研究表明，经常运动的人群，发生这些慢性病的概率和程度都要低一些。

第二章
老年养生保健的历史渊源

第一节 古代养生活动的起源

　　健康和长寿，自古以来一直是人们的共同愿望和普遍关注的话题，为了健康和长寿所进行的养生活动，历史悠久，源远流长。人类初始，处于饥寒交迫之中，过着衣不蔽体、茹毛饮血的生活，狩猎以取牲畜，采摘而得天赐。运动是人类生存的前提，是谈不上养生与长寿的。但火的发现及应用，为人类的发展起了巨大的推动作用。因为火的应用，人们开始吃熟食，不仅缩短了对食物的消化过程，使人体获得了更多的营养，也预防了一些肠道传染病。此外，火的应用，使人类战胜严寒，温暖人体的肢体关节、胸腹、腰背。除了祛除寒冷之外，我们的祖先还懂得了一些用火治病的简单医疗方法，如灸、熨等，用以治病除疾、养生防病。随着社会的发展，私有制的出现，人们的社会关系日趋复杂，而后有了"劳心者治人，劳力者治于人"的现象。医学的发展，为运动养生提供了理论依据、指导原则、发展方向以及必要限制等，使运动养生向全面、合理的方向发展。流通气血、长养精神、强筋壮骨、滑利关节、坚肤壮肌、聪耳明目、充脏畅腑，从而达到精力旺盛、气血充足、思维敏捷、反应快速、耐力持久、老而不衰。

古代的养生活动，不仅与医学相关，还与宗教、哲学、政治、文化、习俗、科技等密不可分。"养生"一词，原出《管子》，乃保养生命以达长寿之意。在漫长的人类发展史中，健康与长寿一直是人们向往和追求的美好愿望，中国的养生理论与实践由于有着古代哲学和中医基本理论为底蕴，所以尤为博大精深。它汇集了我国历代劳动人民的众多防病健身方法，糅合了儒、道、佛及诸子百家的思想精华，堪称一棵充满勃勃生机和浓厚东方神秘色彩的智慧树。

第二节　传统养生活动发展

一、早期的养生理论和实践

所谓早期是指从春秋战国到秦汉这段历史时期，当时在学术界产生的著名学派就有"九流十派"之多，因而在学术思想方面出现了"百家争鸣"的局面，中医养生学也相应兴起，不论在养生理论还是在实践上，都有很大的发展。

（一）《黄帝内经》养生观

《黄帝内经》是我国医学现存最早的经典著作,它的问世不仅奠定了中医学的理论基础,也促进了中医养生学的形成。第一,提出了许多重要的养生学原则和方法,如"法于阴阳,和于术数,食饮有节,起居有常,不妄作劳"。这样才能"形与神俱,而尽终其天年"。第二,对生命的起源及发展规律的认识是唯物的,是符合实际的。如原文提出:"人是以天地之气生,四时之法成";"天地合气,命之曰人";"生之来谓之精,两精相搏谓之神";等等。此外,《黄帝内经》还对生命体生、长、壮、老、已的生命规律有精妙的观察和科学的概括,不仅注意到年龄阶段的变化,也注意到了性别上的生理差异。第三,把人与自然界看成一个整体,强调人要适应自然界的变化,避免外邪侵袭。如《黄帝内经》指出要"顺四时而适寒暑";"春夏养阳,秋冬养阴";"虚邪贼风,避之有时",从而开辟了我国防病与养生的先河。第四,重视对衰老的探索。《黄帝内经》详细论述了衰老的变化过程、原因,并提出了许多行之有效的延缓衰老的措施,初步建立了老年病防治的理论基础。第五,明确提出治未病。《素问·四气调神大论》云:"是故圣人不治已病治未病,不治已乱治未乱,此之谓也。夫病已成而后药之,乱已成而后治之,譬犹渴而穿井,斗而铸锥,不亦晚乎?"从中可以看出人们已经把预防提到战略高度来认识。

（二）儒家养生说

儒家学派的鼻祖孔子,就是我国古代养生大师,且为养生学说的形成奠定了理论基础。如孔子的"君子有三戒,少之时,血气未定,戒之在色;及其壮也,血气方刚,戒之在斗;及其老也,血气既衰,戒之在得"。这里的"三戒",是根据人的年龄不同,生理特点不一样,而提出的具体养生方法。除"三戒"外,孔子还提出了"仁者寿"的养生理论,如他在《中庸》中提出"修身以道,修道以仁","大德必得其寿",意思是只有具备高尚道德修养的人,才可获得高寿。孟子亦提出了许多正确的养生思想,如他非常强调精神调摄,指出:"养心莫善于寡欲。"人不可能没有欲望,但只能在社会许可的条件下实现欲望,不可有过分的要求。

(三)道家养生说

此指春秋战国时的"黄老"或"老庄"学派,至汉始称道家。道家学说虽以老聃、庄周为基,但其形成却在战国时齐国的稷下学宫。稷下学宫数千人,以道家居多。道家所主张的"道",是指天地万物的本质及其自然循环的规律,自然界万物处于经常运动变化之中,道即其基本法则。《道德经》第二十五章中云:"人法地,地法天,天法道,道法自然。"就是关于道的具体阐述。总之,道家一派,一方面崇尚自然,提倡所谓"返璞归真""清静无为"的处世哲学,另一方面又提倡养生,希望能够"长生久视""寿敝天地"。所有这些思想都促进了人们对生命来源的探索和对养生保健的需求。

(四)先秦杂家养生思想

《吕氏春秋》是先秦杂家学派的代表作,就养生思想而论,它是先秦诸子著作中内容最丰富的。书中主张趋利避害,顺应自然。《吕氏春秋·尽数》云:"天生阴阳寒暑燥湿,四时之化,万物之变,莫不为利,莫不为害。圣人察阴阳之宜,辨万物之利,以便生,故精神安乎形而年寿得长焉。"此外,《吕氏春秋》还提倡动形以达郁,即认为人之精气血脉以通利流畅为贵,若郁而不畅达,则百病由之而生。如《吕氏春秋·尽数》云:"流水不腐、户枢不蠹,动也,形气亦然,形不动则精不流,精不流则气郁。"从而明确指出"动"对于健康的重要性。

(五)管子养生思想

管子认为"精"是生命的物质基础,故主张存精以养生,如他所说:"精也者,气之精者也";"凡人之生也,天出其精,地出其形,合此以为人";"精存自生,其外安荣,内脏以为泉源"。此外,他又提出存精的具体方法,曰:"爱欲静之,遇乱正之,勿引勿摧,福将自归",此即为节欲存精。

二、养生学的发展和充实

东汉时期传入我国的佛教与在秦汉时期就盛行的道教,在晋到五代时期极为盛行。一些著名的医家,如葛洪、陶弘景、孙思邈就是道家代表人物。魏晋时期,统治者把道家学说作为统治劳动人民的思想武器,从而使老子养生之说也得到了一定的继承和发展。隋朝王通主张儒、佛、道"三教归一",唐朝的统治阶级把儒、佛、道作为官方的正统思想。儒、佛、道三家著作中的养生内容,被当时的医家和方士所继承,并巧妙地加以融合、发挥,从而使中医养生的理论和方法,有了较大的充实和发展。

（一）葛洪的养生说

葛洪是东晋著名医学家，著《抱朴子》，也是我国历史上著名的养生学家。他首先从预防为主的思想出发，提出"养生以不伤为本"，认为良好的生活习惯有利于长寿。葛氏非常重视节嗜欲、保性命的养生法则，他说："且夫善养生者，先除六害，然后可以延驻于百年。一曰薄名利，二曰禁声色，三曰廉货财，四曰损滋味，五曰除佞妄，六曰去沮嫉。六者不除，修养之道徒设耳……"至于养生功法，他认为以轻便易行、有益身心为原则，不必拘于时辰、名物、身姿，"或屈伸、或俯仰、或行卧、或倚立、或蹒蹰、或徐步、或吟或息……但觉身体有不利则行之"。

（二）陶弘景的养生说

陶弘景精于医学，通晓佛、道，后来成为历史上有名的养生学家。他撰写了《养性延命录》，是我国养生史上较早的一本养生学专集，在养生理论和方法上，都比前代有所发展。由于养生得法，终年81岁。《养性延命录》的主要养生观点如下：首先他继承了《黄帝内经》里"天人一体"的整体观念，认为天地自然界是人体生命活动的源泉，指出人体"载形魄于天地，资生长于食息"，并引用《妙真经》等书的论述，精辟地阐明了在整体观念指导下进行养生的理论认识。例如，《养性延命录·教诚篇》云："仙经曰：我命在我不在于天，但愚人不能知此，道为生命之要。所以致百病风邪者，皆由恣意极情，不知自惜，故虚损生也。"使人们认识到养生过程中努力发挥主观能动作用，完全可以达到健康长寿之目的。其次，他指出人体生命的基本要素是形和神,"人所以生者,神也;神之所托者,形也。神形离别则死,死者不可复生,离者不可复返",故他把调神、养形作为养生的"都领大归",这与《黄帝内经》中关于"故能形与神俱,而尽终其天年,度百岁乃去"的养生思想是一脉相承的。总之,《养性延命录》对于推动养生学发展,有着重要的研究价值。

(三) 佛家养生思想的渗入

汉明帝时,摩腾、竺法兰是最早来华传法的高僧,汉明帝刘庄首创白马寺以居之,自是佛法兴而僧徒渐盛,至东晋南北朝,佛和道则成为当时占支配地位的意识形态。佛学的传入,对我国医药学的发展也有一定促进作用。佛学本身所追求的最终目标是"彻悟成佛",然而没有健康的身体就不能进行修炼,所以佛学中也含有与佛教教义结合在一起的有关养生健身的思想、观点和方法。如在修习禅定的过程中,有调身、调气、息心静坐的方法,这种方法是有强健身体、祛病延年作用的。又如达摩《易筋经》原为佛门养生健身功法,后成为中医养生学中的健身术之一。此外,佛学讲究调理人与自然、社会的"互存关系",因而十分重视环境调养,植树造林。其寺院地址的选择多为环山傍水,山清水秀之处,既是佛教修行之处,又是养性怡人之环境。还有,佛家的不少戒律,是对酒、色、食、财等诸方面欲念的节制和约束,以使人专心修禅,这种思想融入养生学后,极大地丰富和充实了养生学"固精""节欲""养神"的内容。

三、养生学的理论和方法不断完善

此指宋元明清这段历史时期,是中国封建社会的中后期。北宋末年,官方出版的《圣济总录》,共二百卷,二百多万字,包括内、外、妇、儿、五官、针灸及养生、杂治等 66 门,内容十分丰富。该书前数卷大量论述了当时流行的"运气"学说,而且对养生保健的一些方法做了相当详尽的介绍,可见,当时十分肯定这些方法的效果,并倡导这些保健方法的运用。此外,宋朝王怀隐等编纂的方剂专书《太平圣惠方》里亦有许多摄生保健的内容,并且尤其注意药物与食物相结合的方法,记述了各种药酒、药粥等。针灸学在宋元时期有了很大发展,除了不少针灸专著出版外,又出现了子午流注针法,主张依据不同时间,选择不同穴位,达到治疗保健的目的。在宋代整理的道家著作《正统道藏》里,记述了很多导引、气功、按摩等方法,对于防病保健亦有重要意义。

第三节　老年养生保健的转型与新生

一、近代养生学的发展受到了挫折

1840 年,英帝国主义发动侵华的鸦片战争。随着帝国主义列强的入侵,中国进入半殖民地半封建社会。清代腐朽的封建主义统治和帝国主义的侵略,使中国人民生活在水深火热之中,养生学的发展也几乎停滞不前。不但养生著作很少，理论和方法亦无任何进展。能够值得一提的养生著作仅有蒋维乔的《因是子静坐法》、席裕康的《内外功图说辑要》、任廷芳的《延寿新书》、胡宣明的《摄生论》、沈宗元的《中国养生说集览》等。

二、养生保健进入新阶段

新中国成立后，在毛泽东关于"中国医药学是一个伟大的宝库，应当努力发掘，加以提高"的指示下，养生保健得到不断发展，主要表现在：预防保健成效卓著。在"面向工农兵，预防为主，团结中医药，卫生工作与群众运动相结合"的卫生工作方针指引下，开展了以除害灭病为中心的广泛的群众性爱国卫生运动，并进行了大规模的防治传染病工作。短期内消灭了鼠疫、霍乱、天花、黑热病等急性传染病，其他如疟疾、麻疹、猩红热、白喉、脊髓灰质炎、流脑、痢疾、血丝虫病、血吸虫病等多种严重危害人民健康的传染病，也得到较好的控制和防治，发病率显著下降，大大提高了人民的健康水平。

三、老年保健的蓬勃发展

20 世纪 50 年代末 60 年代初，研究界开展了对老年病学的研究，之后成立了老年病研究室。近年来全国各地又相继成立老年病防治研究所及老年保健委员会等组织机构。1988 年以来，先后召开过中华全国中医学会老年医学会脾胃病、心系病、肾虚证学术交流会,中国中西医结合研究会心血管病学术会议,第三届虚证与老年医学学术会议,等等。在老年养生医学教育方面,我国一些医学院校先后开设了老年医学必修课和选修课。在老年保健科研方面,我国各地探索衰老与长寿的奥秘,进行流行病学调查及老年病学基础研究和临床研究,各方面的工作不断取得新进展,提出了各种各样的衰老学说和延年益寿的方法,从不同的角度和深度反映了衰老本质的部分真理。

四、高度重视妇幼卫生

新中国成立后,妇幼保健成为国家社会主义卫生事业的一个重要组成部分,截至 1982 年底,全国已恢复建立了 851 个妇幼保健机构,平均每县都有一个妇幼保健机构,其专业人员已发展到 6 万多人。婴儿死亡率在城市已下降到 12‰ 左右,在农村,条件和工作较好的地区下降到 25‰ 左右,较之新中国成立前的 200‰ 下降明显。目前,妇幼保健工作正向提高产科质量、开展围产期保健、提高胎儿质量、确保母子健康方面高质量发展。

五、养生专著大量问世

近代一些养生名著大量重印或核勘注释出版,包括一些道、儒、佛、武等家的有关养生著作。在整理古代文献,总结临床经验,结合研究的基础上,对自古以来的养生理论和方法进行了系统的整理,从而先后编著出版了多种专著和科普著作,并且翻译了不少国外有关养生保健的书刊。如邱丕相主编的《中国传统体育养生学》，秦竹、何渝煦主编的《中医养生学》，杨玉辉编著的《中华养生学》，这些著作都极大地充实和丰富了传统养生学的内容，使其向古代和现代相结合、西医和中医相结合、内容全面的现代养生保健学发展。大量的养生学著作问世，有助于推动我国预防保健事业的发展，并且大大提高人们的健康水平。传统养生学的不断发展与提高，一定会为我国及世界人民的健康延寿做出更大的贡献。

六、全民健身和全民健康深度融合

全民健身是指通过体育活动满足广大人民群众日益增长的体育文化需要，增强人民体质，提高全民族整体素质，促进人的全面发展。全民健康是全民健身活动的出发点和归宿。全民健康不仅是全民健身活动功能的体现，还是群众体育的根本任务。健康不仅仅是身体健康，还包括心理健康、道德健康和良好的社会适应能力，全民健康是全体人民的全面健康。全民健康不仅覆盖人类从婴幼儿到老年整个生命周期，还贯穿于人的健康、亚健康、疾病、康复、强壮、健美等整个健康过程。厘清两者关系是实现全民健身和全民健康深度融合的重要基础。全民健身侧重于体育活动的动态过程，而全民健康侧重于健康指标的静态过程；全民健身是出发点，而全民健康是目标归宿。除全民健身以外，支撑全民健康的另一重要维度还有医疗卫生。虽然全民健身与医疗卫生是实现全民健康的两个有机组成部分,但二者又各有侧重。全民健身侧重前端,涵盖身体锻炼、养生、保健等工作;医疗卫生侧重后端,涵盖疾病预防、治疗、康复等工作。二者如鸟之两翼,不可偏废。总的说来,全民健身和医疗卫生共同助力全民健康,全民健康推动健康中国建设。

国家提出"健康中国"建设的标准,即"倡导健康文明的生活方式,树立'大卫生''大健康'的观念,把以治病为中心转为以人民健康为中心,建立健全健康教育体系,提升全民健康素养,推动全民健身和全民健康深度融合。"这意味着要将实现全民健康的侧重点引向前端,即引导全体人民向不得病、少得病、晚得病的方向去努力。而作为前端的全民健身工作,要改变人们对全民健身认识不清、重视不足、投入较低、欠账太多的状况,从供给侧改革的角度出发,在实际工作中加大投入、体现侧重点。也只有把握住这个侧重点,才是抓住全民健身和全民健康融合的关键,使全民健身与全民健康真正实现融合。

健康中国战略下,以人民健康为中心的全民健身活动蓬勃发展,中老年的养生保健也被日益关注。特别是倡导运动养生,将健康的关口前置,以应对老年化时代的到来。从运动与养生相互结合的角度来看,运动养生,是一门研究人类如何提升个人或群体生命质量的综合养生方式。人们开始用更加科学的"运动"方式来"养生",运动养生的基本特点是以"动"促"生",动静结合,不仅带有体育运动倾向,还带有休闲娱乐倾向,它特别强调适时、适量、适度、愉悦一体化的健身运动。随着人们生活水平的极大提高,大家越来越关注自己的身体健康,并且希望长寿,这是世界发展的必然趋势。

2016 年国家印发了《全民健身计划(2016—2020 年)》(国发〔2016〕37 号)、《"健康中国 2030"规划纲要》(中发〔2016〕23 号)等文件。2016 年 8 月,习近平总书记在全国卫生与健康大会中提出"推动全民健身和全民健康深度融合"这一时代命题以来,全民健身和全民健康深度融合研究的序幕被拉开。这项"功在当代、利在千秋"的健康事业需要我们几代人的努力,将之做大做强,才能福泽天下,惠及后代;也会将"健康中国"这项宏伟的民心工程推向纵深,在伟大复兴的"中国梦"中铸就中华民族的健康体魄。吹响"全民健身、共享健康"的集结号,不忘初心、奋勇前行!

第三章
老年养生保健的理论基础

第一节　传统文化的整体观是养生保健的支柱

　　传统养生术在中国已有数千年的历史,是中国古人源于对生命的理解和认识而创造出来的一种关于人类生命的体质和自我养护、改善和发展的健身之术。在长期的演进过程中,受到了中国传统哲学、医学以及儒、道、佛等各家思想的影响,并经过千百年的养生实践,构建成中国传统的养生学体系,形成了古代养生的"天人合一"的整体观、"心身统一"的生命整体观、"形神共养、性命双修"的养生整体观等。这些都是当代老年养生保健的理论基石和文化母体。

一、"天人合一"的整体观

"天人合一"的整体观,是我国传统养生思想的基本观点之一,是人类在一定实践活动的基础上所形成的关于人与自然之间关系的总的认识或看法。人处在天地间,生活于自然环境之中,是自然界的一部分,因此,人要适应自然,并受阴阳五行法则的制约,要遵循自然界的运动变化规律,这种人与自然息息相关的关系,被传统养生学称为天人相应的整体观。

我国传统养生思想的"天人合一"整体观认为,人是受天地之间变化规律支配的,自然界中一切运动变化,必然直接影响人体的生理变化;同时人体的内环境系统与外部客观环境系统又是统一的。所以,古代养生家将人体养生活动置于一个大的系统环境中去思考和认识,并按照自然的法则和规律来养护生命,从而构成养生思想的"天人合一"的整体观。所以,《黄帝内经》道:"人与天地相参也,与日月相应也","故养生者必谨奉天时也","夫四时阴阳者,万物之根本也。所以圣人春夏养阳,秋冬养阴,以从其根"。因此,各种养生活动要遵循自然规律的变化,"和于阴阳,调于四时",并要主动把握阴阳,利用自然变化的规律来进行养生实践活动。

传统养生从"天人合一"整体养生观出发,形成了天人大小宇宙的理论。认为天地是一个大宇宙,人是一个小宇宙,大宇宙与小宇宙是息息相关的统一整体,人体与宇宙自然是同构的,人的身体构造与宇宙的构造相应,共同组成天人结构的体系,这就是中国传统养生所特有的天人观。古代养生家根据天人大小宇宙的理论,从观察宏观的外在的宇宙入手,来指导探索人体内在的微观宇宙。在练功的实践中,以人身小天地来体察、探索世界之究竟,体验天人合一,个体融入自然的心理境界,以追求人与自然之和谐,达到浑然一体。

中国传统养生思想的"天人合一"整体观不只是"顺天""顺乎自然",而是更注重自我生命,"我命在我不在天",主张以积极进取的态度面对生命与自然规律的关系,发挥人的主观能动性,以主动进取的精神去探索和追求人类的健康长寿,把握自身生命自由的途径,这成为中国传统养生的一个鲜明的思想特征。

二、"心身统一"的生命整体观

"心"与"身"是构成人体生命的两大要素,缺一不可。中国传统养生观认为,心和身都应该全面健康,《管子》曰:"心全于中,形全于外,不逢天菑,不遇人害,谓之圣人"。这是人体生命的最佳状态。所谓"形全"就是在心的主导作用下,内而五脏六腑,外而四肢百骸,通过经络把整体联系起来,使"五脏坚固,血脉和调,肌肉解利,皮肤致密,营卫之行,不失其常,呼吸微徐,气以度行,六腑化谷,津液布扬,各如其常,故能长久。"

"心"指的是"神"或"神明"本身,所谓神明即主宰人的一切精神心理活动,实际是指人的大脑功能。"心者,君主之官也,神明出焉"。古人认为,神又可分为"元神"和"识神","心全"的内涵就是如何使"元神"和"识神"之间充分协调,发挥其最高效益,从而达到益聪增智的目的。"心全"也包括从心理上修养自身,使精神和心理都处于一种积极的状态。

在人体生命的大系统中,心(神)、身(形)是构成人体生命的两大要素。形是神之宅,而神为形之主。形体是生命停留的房舍,神是生命的主宰。无神则形不可活,无形则神无所附,即"心"与"身"之间是相互联系,相互制约的。一方面,形的存灭决定神的存灭,神只能依形而存,绝不能离形而生;另一方面,神的昌盛与否,也直接影响形的盛衰存亡。所以,若欲健形体必先养神,故"得神者昌,失神者亡"。

对人体生命"心"与"身"统一的认识是我国古代人们对人体生命的整体观认识,它成为"形神共养,性命双修"的主要客观依据。

三、"形神共养,性命双修"的养生整体观

人的肉体生命与精神的关系问题,是中国古代哲学和养生学研究的重要内容。

所谓"形神共养",即不仅注重形体的养护,而且还要注意精神的调摄,使形体康健,精神健旺,主张身体和精神都要均衡发展。"形神共养"的养生观是在形神统一观的指导下产生的,是建立在对人体的客观性和价值意义的肯定之上的。在中国古代思想史上,多是从养生学角度论述形神问题的。先秦时期庄子在养生上

主张"养神而养形",提出"形为神舍""神守形",则"物将自壮""形乃长生"的神形观。较之庄子,荀子更明确地提出"形具而神生",主张在"礼"指导下的"治气养心之术"。《黄帝内经》从养生医学角度出发,建立了唯物主义形神观。"人始生,先成精",形体的本源是精的化生,各种生命组织器官构成的形体,是生命存在的重要基础。神依赖于形,形又以神为生命的标志,"故能形与神俱,而尽终其天年,度百岁乃去。""形神统一"是生命存在的主要保证。只有"形神共养",形体和精神才能协调平衡,才能共同维持机体的生命活动,益寿延年。

"性命双修"的"性",一般是指人的心性、神、意识,而"命"则是指人的生命、形体等。所谓"性命双修"是指,在养生的实践过程中,重视精神与形体的同步炼养和发展。宋金时期的内丹家王重阳曾指出:"命无性不灵,性无命不立。"从性命之学出发,古代养生家还提出"修身以立命""存心以养性",并发展起了修性与修命的方法。在内功的修炼中,性功与命功是统一、不可分割的,"本一而用则二"的关系。通过内功的修炼,一方面使自我作为生命载体的身体质量得到质的提高;另一方面,又使在自我的精神中感受到全新的内在体验和发展,使人的生命日臻完善和完整,获得生命的内在自由和生机。因而"性命双修"就构成了一个完整系统的内炼体系,成为养生得道的必由之途。

第二节　阴阳、五行学说在老年养生保健中的应用

阴阳是生命之源。"一阴一阳谓之道",所谓阴阳,是对自然界相互关联的某些事物和现象对立双方的概括,是抽象的概念而不是具体的事物。正如《黄帝内经》云:"且夫阴阳者,有名而无形,故数之可十,离之可百,散之可千,推之可万,此之谓也。"正因为阴阳是事物对立双方的概括,所以,它既可代表事物所固有的两种相互对立属性的统一体,也可代表同一事物内部相互对立的两个方面。因此,任何事物不但具有阴阳对立的两方,而且在其中的任何一方,又有其阴阳相对的两个方面。事物相互对立的阴阳属性,是由其性质、位置、趋势等决定的。

《黄帝内经》云:"夫自古通天者,生之本,本于阴阳。"意思是说,自古以来,人体的阳气就是与自然界息息相通的,所以生命的本源,在于天地阴阳的变化。生命之源之所以在于阴阳,是由于世界上的一切事物都在不断地运动变化,新生和消亡;而事物之所以能够运动发展变化,根源就在于事物本身存在着相互对立统一的阴阳两方面。《素问·阴阳应象大论》云:"阴阳者,天地之道也,万物之纲纪,变化之父母,生杀之本始,神明之府也。"这里非常清楚地回答了无论是自然界还是人,都必须以阴阳为根本。可见,阴阳是生命之源,自然界的万事万物必须顺应自然界阴阳消长的规律。人体的生命活动,不仅要顺应自然界的阴阳消长,还要保持体内的

阴阳平衡。如《黄帝内经》中所云："阴平阳秘,精神乃治;阴阳离决,精气乃绝。"平,和也;秘,密也。阴平阳秘,即阴气和平,阳气固密。精神乃治,就是精神活动正常。离决,分离决绝,阴阳的协调被破坏,达到分离决绝的地步,则精气竭绝,生命终结。

恩格斯在《自然辩证法》一书中指出:"物体相对静止的可能性,暂时平衡状态的可能性,是物质分化的主要条件,因而也是生命的主要条件。"事实就是这样,在生命活动中,阴阳的对立统一、消长转化是生命的主要运动形式,贯穿于整个生命过程的始终,决定着生命的存亡。阳化气,阴成形,阳消阴长,阴消阳长,各自向对立方面转化。生命的新陈代谢就是这样,旧的衰亡,新的生长,永不停息。世界上一成不变的东西是没有的。从中医养生学看来,人体本身就是一个阴阳对立的统一体,由于阴阳之气的相互作用,推动了生命的运动和变化。但阴阳二气之中是以阳气为主导的,《黄帝内经》里云:"凡阴阳之要,阳密乃固。"即是说,人体生命以阳气为主导;若阳气充盛,则人体生机盎然,否则生意凋残,折寿损年。大医学家张景岳亦云:"天之大宝,只此一丸红日;人之大宝,只此一息真阳。"《黄帝内经》进一步明确指出:"阴气者,若天与日,失其所则折寿而不彰。"不难看出,衰老是由阳气耗损所致,而重视维护阳气,就能推迟衰老。

五行学说,起初是古代劳动人民在长期的生活和生产实践中,认识到木、火、土、金、水五种物质是人们生活中不可缺少的东西。后来人们把这五种物质的属性加以抽象推演,用来说明整个物质世界;并认为这五种物质不仅具有相互滋生、相互制约的关系,而且在不断运动、变化之中,故称之为"五行"。五行学说,将人体的内脏分别归属于五行,以五行的特性来说明五脏的生理活动特点,如肝喜条达、有疏泄的功能,木有生发的特性,故以肝属"木";心火有温煦的作用,故以心属"火";脾为生化之源,土有生化万物的特性,故以脾属"土";肺气主肃降,金有清肃、收敛的特性,故以肺属"金";肾有主水、藏精的功能,水有润下的特性,故以肾属"水"(表3-2-1)。

表3-2-1 五行属性归类

自然界					五行	人体								
五色	五化	五气	五方	五季		五脏	五腑	五官	五液	五华	五体	情志	五声	五志
青	生	风	东	春	木	肝	胆	目	泪	爪	筋	怒	呼	魂
赤	长	暑	南	夏	火	心	小肠	舌	汗	面	脉	喜	笑	神
黄	化	湿	中	长夏	土	脾	胃	口	涎	唇	肉	思	歌	意
白	收	燥	西	秋	金	肺	大肠	鼻	涕	毛	皮	悲	哭	魄
黑	藏	寒	北	冬	水	肾	膀胱	耳	唾	发	骨	恐	呻	志

五行学说主要以五行相生(木生火、火生土、土生金、金生水、水生木)、相克(木克土、土克水、水克火、火克金、金克木)来说明事物之间的相互关系(图3-2-1)。用在医学领域里,即能说明人体脏腑组织之间生理功能的内在联系,如肾(水)之精以养肝,肝(木)藏血以济心,心(火)之热以温脾,脾(土)化生水谷精微以充肺,肺(金)清肃下行以助肾水。这就是五脏相互滋生的关系。

肺(金)气清肃下降,可以抑制肝阳的上亢;肝(木)的条达,可以疏泄脾土的壅郁;脾(土)的运化,可以制止肾水的泛滥;肾(水)

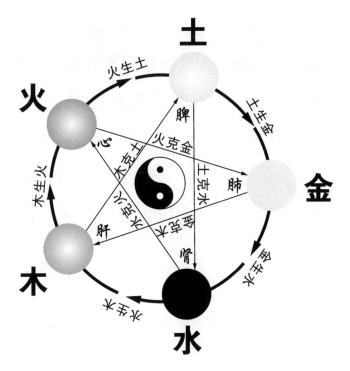

图 3-2-1　五行相生相克图

的滋润,可以防止心火的亢烈;心(火)的阳热,可以制约肺金清肃得太过。这就是五脏相互制约关系。由上可知,五脏之间均包含着"生我""我生""克我""我克"这四个方面,从这四个方面来说明一个脏与其他四个脏的关系。以肝为例,"生我"者为肾(水生木),"我生"者为心(木生火),"克我"者为肺(金克木),"我克"者为脾(木克土)。余可类推。根据这种理论,在养生中就能及时纠正五脏之间的偏盛偏衰。这里还以肝脏为例说明之:春天时肝气偏旺,往往会克制脾土,发生食欲不振、腹胀等,那么在饮食上就要"补甘减酸"。补甘,就是要多吃点甜味的东西,以补益脾气;减酸,就是要少吃些酸味的食品,因为酸入肝,会使本来偏亢的肝气过亢。这也就是《难经·七十六难》所指的"欠肝之病,则知肝当传之于脾,故先实其脾气"。用五行学说的术语来讲,即"扶土抑木"。这个例子讲的是怎样用五行学说的理论纠正肝脏的偏亢。若五脏之中有一脏偏衰时,如肺脏虚,常表现为短气、面色㿠(huàng)白。自汗出、声低息微、脉虚弱,就可采用"培土生金"法,即健脾益气。因为肺中所需的津气,要依靠脾运化水谷精微来供应。总之,在养生中要经常注意维持五脏之间的功能正常,若发生了偏盛偏衰,要及时注意加以纠正。

第三节　脏腑、经络学说在老年养生保健中的应用

一、脏腑学说的机制与养生保健

传统体育养生一直把脏腑学说作为养生的理论基础,增强和协调人体五脏六腑的生理,炼养人体精气神是开展传统体育养生的出发点与归宿。由于人体复杂的生命活动是以五脏为主体,是脏腑功能的综合反映,所以,养生首先要协调脏腑的生理功能、使其成为一个有机整体。这是又一条重要的养生原则。中医学认为,脏腑学说是研究人体脏腑生理功能,病理变化及其相互关系的学说,是祖国医学理论中最重要的组成部分。

《素问·灵兰秘典论》里云:"凡此十二官者,不得相失也,故主明则下安,以此养生则寿……主不明则十二官危,使道闭塞而不通,形乃大伤,以此养生则殃。"这里的十二官,即指人体五脏六腑,

另加心包络。不得相失,指各脏腑之间必须相互协调。以此养生则寿,指若人体十二脏腑在心的统率下,彼此相互配合使用,就能寿命久长。可见,养生必须保持人体所有的脏腑功能活动正常,尤其是心肝脾肺肾五脏。

保持人体脏腑功能健全的方法很多,但主要的是以下两条:一是保持五脏与外界环境相适应。人类生活于自然界中,其生理、病理无不受自然环境的影响,但人类不仅能积极适应自然,更能主动地改造自然,从而提高健康水平,减少疾病的发生。《素问·六节脏象论》指出:"心者……通于夏气;肺者……通于秋气;肝者……通于春气;肾者……通于冬气;脾……通于土气。"这里的土气,是指长夏之气。从原文可以看出,人体的心肝脾肺肾五脏分别与自然界的五季即春、夏、长夏、秋、冬相应,人体五脏只有适应了五季的气候变化,才能"苛疾不起,是谓得道"。由此看来,保持五脏功能正常,必须使内在的脏气活动与外在环境取得统一协调,而适应外在环境的具体方法是"春夏养阳,秋冬养阴"。二是要使五脏藏,要使六腑泻。《素问·五脏别论》里云:"所谓五脏者,藏精气而不泻也,故满而不能实;六腑者,传化物而不藏,故实而不满也。"这里的满,是形容五脏藏精气的状态,五脏精气应当丰满充盛,才能游溢于中,供养人体,从而维持人体各组织器官的正常生理功能,如果不满而虚,就是五脏功能衰退的病理表现。这里的"实而不满"是指水谷而言,是形容六腑转输水谷的状态。人体的五脏六腑只有藏、泻得宜,机体才有充足的营养来源,以保证生命活动的正常进行。

二、经络学说的机制与养生保健

生命活动必须依赖经络。这是因为人体之经络"内属于脏腑，外络于肢节"，既能运行气血，又能传递信息，是人体生命活动不可缺少的一个重要组成部分。经络，是我国劳动人民在长期与疾病做斗争的过程中逐步发现的。我们古代的祖先，在从事生产实践时，既要同自然环境做斗争，还要为战胜自身的疾病付出巨大的代价。当身体的某处有了病痛时，就会不自觉地用手去揉按或捶击，以使病痛得到缓解；偶然发现体表某处被火烧或被乱石荆棘刺伤，却使该部位的疾患得以减轻或消失。这种现象的多次重复，就使人们逐渐积累了一定的感性认识，进一步从无意识的刺激发展到有目的地去刺激体表的特定部位来解除体内疾病所造成的痛苦。这样，人们对穴位开始有了初步的认识。针刺局部的穴位，可以产生明显的针感传导现象。这种针刺时出现的特殊感觉和反应叫作"得气"，因此穴位又称"气穴"。临床经验证明，针刺时施以捻、转、提、插等手法，可以使针感加强或向某一特定的部位传导。伴随实践经验的积累，对穴位治疗作用的认识不断深化，而且新的穴位又不断被发现。

在此基础上，人们对已知的穴位进行分析与归类，发现许多治疗作用大同小异的穴位，往往成行地分布在一定的部位上，而且这些分布在一定部位上的穴位，能够治疗一定脏器的疾病。如手太阴肺经的穴位，一般都能治疗肺脏、支气管、咽喉部位的疾患。临床又进一步证实,具有类同治疗作用穴位的分布与针感传导线路常常相一致,这样使人们认识到穴位和穴位之间有着一条联系的途径。古代医家就是在观察穴位的基础上,发现穴位之间的联系,产生了线的认识,并探索出各条线路之间复杂的内在联系,这样通过一番由点到线的认识,以及同类归经、经上布点的归纳与总结,于是形成了经络的概念。经络是人体各组成部分之间的结构联络网,分为经脉和络脉两大类。经脉纵贯上下,是主干;络脉连缀交错,网络全身,是分支。因此,经脉仿佛大地之江河,络脉好似原野之小溪。十二经脉分别络属相应的脏腑,构成脏腑表里相合关系,使脏之气行于腑,腑之精归于脏。每条经脉各源出于一条脏器,由里往外,通上达下。如手三阴经由胸走手,手三阳经由手走头,足三阳经由头走足,足三阴经由足走腹,这样把脏腑和体表各组织紧密地连接起来。奇经八脉也从正面与侧面、纵向与横向,将十二经脉维系在一起。通过经络的起、止、上、下、循、行、出、入、侠、贯、属、络、交、连、支、布、散,把人体的五脏六腑、四肢百骸、五官九窍、皮肉筋脉等组织器官有机地结合在一起,相互协调,形成一个统一的整体。

如果人人都能认识到经络在控制人体、保证健康方面的重大作用,经常自觉地通过不同途径锻炼经络,则人类的健康水平将有一个很大的提高。

第四节 精、气、神学说是老年养生保健的根本

一、精气是生命的核心

《庄子·知北游》里说："人之生,气之聚也,聚则为生,散则为死……故曰通天下一气耳。";东汉哲学家王充在《论衡·自然》中亦云:"天地合气,万物自生。"并且他还指出,人是禀受了元气中的精微部分,即"精气",又名"元气"而构成的。中医学据此提出,气不仅是物质性的,而且具有无限的生命力。人之所以有生命,就是因为构成人体的"气"具有生命力。人体生命力的强弱,生命的寿夭,就在于元气的盛衰存亡;新陈代谢的生化过程,称之为气化生理;生命的现象,本源于气机的升降出入;等等。这些都反映出气既是构成人体的基本物质,又是人体的生命动力。不仅气是生命的核心,精亦是生命的核心,这是因为精是与生俱来的,禀受于先天,为生命的起源物质,故《黄帝内经》中云,"故生之来,谓之精","两神相传,合而成形,常先身生,是谓精。"从而说明万物化生,必从精始。男女之精相合,便构成人之身形。所以后人将此与生俱来之精,称为"先天之精"。此精是生命的基础,人的生成必从精始,由精而后生成身形五脏、皮肉筋骨脉等。不仅如此,人出生之后,犹赖阴精的充养,从而维持人体生长的生命活动。正如《黄帝内经》里云:"人之血气精神者,所以奉生而周于性命者也。"可见,

精气为维持人体生命功能所必需,诚为须臾不可离者。若阴精充盈,则生命活动旺盛,身健少病;若阴精衰虚,则生命活动减退,早衰多病。故中医养生学认为,养生之真谛就在于保养精气,精气是生命的核心。而精气维持生命功能的作用主要体现于藏精与行气两个方面。那么,怎样才能使精气内藏呢?《素问·痹论》里云:"阴气者,静则神藏,躁则消亡……淫气喘息,痹聚在肺……"阴气,即五脏所藏之精气,精气内藏的关键在"静",妄自躁动则易于耗散。藏精还要顺应自然,特别要注重"秋冬养阴"。春夏秋冬的阴阳变化,寒暑燥湿风的交替往复,本为气之常也,亦是机体生长化收藏的必要条件,但机体内的精气,还必须与外界不停地进行交换运动,不断地自我更新,才能保证生命功能的正常运行,这是指气必须充满全身,运行不息。正如《黄帝内经·灵枢·脉度第十七》里云:"气之不得无行也,如水之流,如日月之行不休。故阴脉营其脏,阳脉营其腑,如环之无端,莫知其纪,终而复始。其流溢之气,内灌脏腑,外濡腠理。"《医学入门·保养说》云:"元气流行者寿,元气滞者夭。"指出了气在人体运行不息,由此维持着人体的生命活动,促进健康长寿;若气行瘀滞,则多病而夭亡。

二、气是生命活动的根本和动力

人的生命活动的维持,必须依靠于气。原因是气乃构成物质世界的最基本元素,宇宙中的一切事物都是由于气的运动变化而产生的。人当然也不能例外。《黄帝内经》认为,气也是构成人体的基本物质,并以气的运动变化来说明机体的各种生命现象。明代医学家张景岳在其所著的《类经》中指出:"夫生化之道,以气为本,天地万物,莫不由之……人之有生,全赖此气。"故《天元纪大论》曰:"在天为气,在地为形,形气相感而化生万物矣。"这就是说,气是人体生命活动的根本,万物赖气而生化和存在。正因为气是生命活动的根本和动力,宋代御纂医学巨著之一的《圣济总录》提出"万物壮老,由气盛衰"的观点,并认为"人之有是形也,因气而荣,因气而病"。大医学家刘完素反复强调气在防病延寿中的重大意义,指出气是人体盛衰寿夭的根本,他说:"故人受天地之气,以化生性命者。是以形者生之舍也,气者生之元也,神者生之制也。形以气充,气耗形病,神依气立,气纳神存。"说明气是人体生命的动力和根本,它充满全身,运行不息,关系人体的健康与长寿。气本是指流动着的细微物质,就人体而言,如呼吸之气、水谷之气等。由于这种气富有生命力,人体各种脏腑组织的活动能力,也就是气的生命力的表现,所以也有人将气直接理解为功能,如五脏之气、六腑之气、经脉之气等。气分布在人体的不同部位,从总的来源看,不外乎肾中的精气、水谷之气和自然界吸入的清气三个方面。其中肾中精气来自父母,藏于肾中,为先天之精气;水谷精气来自脾胃,为后天之精气;清气则存在于自然界中,经肺吸入体内。所以气的生成,与先天之精是否充足,后天之精是否盈盛,肺脾肾三脏的功能是否正常均有密切关系,而其中脾的作用尤为重要。《灵枢·五味篇》里云:"故谷不入,半日则气衰,一日则气少矣。"可见,后天水谷在气的生成上是举足轻重的。

三、神是生命活动的主宰

　　神在中医学里有广义和狭义之分。广义的神,泛指一切生命活动,包括思维、意识、情绪、感知、运动等,即神、魂、魄、意、志五种神志的综合反应。此即为《黄帝内经》中所云"血气已和、营卫已通、五脏已成、神气舍心、魂魄毕具,乃成为人"的意思。它说明,只有神、魂、魄、意、志都健全地存在于形体组织之间,这样的生命体,才可以叫作人。换言之,健康的生命所具备的一切功能活动,都是精神作用的结果,是精神的象征。《黄帝内经》里云:"失神者死,得神者生。"可见,神的得失关系生命的存亡。而狭义的神,仅指人的精神活动。神以精血为物质基础,是血气阴阳对立的两个方面共同作用的产物,并由心所主宰。如《黄帝内经》里云:"心者,君主之官,神明出焉。"意思是心主血脉,产生神明活动,神能统帅脏腑组织的功能活动,故喻为君主。说明神产生并总统于心,是人体脏腑组织等一切生命活动的主宰。神虽由精气而生,但反过来又能支配精气的活动,正如明代医学家张景岳所云:"虽神由精气而生,然所以统驭精气而为运用之主者,则又在吾心之神。"说明神在人身居于首要地位,唯有神在,才能有人的一切生命活动现象。大医学家李东垣在《脾胃论·省言箴》里云:"积气以成精,积精以全神。"精充、气足、神全,是健康长寿的保证。《黄帝内经》里云:"精神内守,病安从来。"从而指出,精神守持于内,则能调节人体各部组织的正常功能活动,以维持人体与外界环境的统一,保持身心健康。

第四章
老年养生保健与现代科学基础

第一节　老年养生保健的生理学解读

一、人体生理学基本特征

（一）神经系统

脑细胞在 30 岁以后逐渐衰减,记忆力也会逐渐减弱。50 岁以后,随着年龄的增长,脑细胞不断减少、重量逐渐减轻,神经纤维出现退行性变化,大脑皮质逐渐萎缩,大脑表面的脑回缩小,脑沟扩大。神经纤维间信息传递速度随着年龄的增长而减慢。脑的血流量和氧耗量逐渐降低,脑血流阻力也逐渐增加,较易疲劳。40~55岁大脑的思维神经活动功能的老化并不明显,虽然记忆力有所下降,但分析与思维能力增强,思维活动达到鼎盛时期。运动可以增进血液循环,增加大脑的氧气和其他营养物质的供给,以利于促进大脑的新陈代谢。

（二）心血管系统

心脏工作能力从 30 岁起开始走下坡路。40~50 岁以后，心脏的自律性随年龄增加而降低，50 岁以后出现窦性心动过缓，心脏和血管逐渐老化，心肌收缩力减弱，心排血量逐渐减少。进入中年以后，每过十年，心脏的输血功能下降 6%~8%，而血压上升 5%~6%。如若不加以注意并进行适当的体育锻炼，就会出现心脏病、脑血栓、高血压等疾患。另外，由于心脏血管的老化，脑动脉及冠状动脉血流减少，肝、肾、胃等器官的血流减少，全身各组织器官都会因血流迟缓供氧、供应营养物质不足而受到损害。适度而长久的运动能改善心血管功能，提高血管弹性。据美国运动医学院报道：经常进行运动可降低轻、中度高血压患者的血压，并有助于预防高血压的产生；可以增加冠状动脉的血流量，改善心血管的氧和其他营养物质的供给，使纤维蛋白溶解力提高，防止血栓形成。

（三）呼吸系统

呼吸系统的变化大约从 35 岁开始，随着年龄的增长，胸廓前后径逐渐增大，胸廓活动受限，肺组织弹性减弱，肺总容量和肺活量逐步减少。呼吸系统功能约以每年 1% 的比率递减。由于肺功能下降及输出氧气的能力减弱，可导致人体在进行较大体力活动时由于供氧不足而易出现疲劳感，使中年人随着年龄增长运动能力降低。另外，由于吸收氧气和排出废气的功能下降，从而影响大脑、心脏及其他组织器官的功能。体育运动是提高肺活量、防止呼吸系统衰变的最好途径。

（四）运动系统

肌细胞因活动减少,血供变差,开始萎缩减少,肌肉的张力也开始下降,脂肪附着增多,肌肉易疲劳且疲劳不易恢复。肌肉在骨骼的附着处易发生劳损性炎症,形成肌腱炎、腱鞘炎等常见运动损伤,引起运动功能障碍。人体的细胞分裂到 20 岁左右结束,进入中年以后,成骨细胞的新生能力逐渐减退,骨中无机物的含量增高,有机物的比例减少,骨的弹性下降。关节软骨的水分逐渐减少,骨基质含量减少,关节软骨内有脂肪沉着,关节软骨的修复能力降低,损伤不易愈合。骨逐渐变得硬而脆,弹性减少,易发生骨质疏松和骨折。随着年龄的增长,常有不同程度的骨质增生。运动中,肌肉中的毛细血管为肌肉提供充分的氧气和其他营养成分,使肌肉的活性得以提高;运动促使肌肉内的蛋白质加速合成,可有效地防治肌肉萎缩;运动可以促使骨组织中有机物含量相对增多,使骨保持良好的弹性。

（五）免疫系统

从 30 岁开始人体的免疫系统随着年龄的增长而逐渐下降,脆弱的免疫系统容易导致炎症和癌症,是衰老的标志之一。人到中年,号称人体"免疫之母"和"免疫中枢"的胸腺开始出现萎缩,功能下降,T 淋巴细胞和 NK 细胞(自然杀伤细胞)的消耗增多,细胞数量减少,使得正常功能老化,人体出现癌症的概率增多。正如肌肉可以经过锻炼变得更加强壮一样,免疫系统也可以通过锻炼变得更加平衡和健全。研究表明,运动能推迟机体免疫系统的衰老,并且在一定程度上能够逆转免疫系统的功能衰退。中等强度的运动可促进脑垂体释放内啡肽,对免疫系统有促进作用。系统参加体育锻炼者,体内红细胞中抗氧化物歧化酶含量和活性明显提高,可有效清除和抵御运动中产生的氧自由基,延缓衰老。

二、中老年人的疾病状况

据相关统计,中老年人患病率高达80%以上。有学者曾对我国近几年死亡的两万多名中高级知识分子做回顾性调查发现,他们人均寿命仅达58.2岁,比全国人均寿命大约短了10年。其中死于40～59岁者占56.8%,死于恶性肿瘤者占53.8%,死于心血管疾病者占20%。脑血管疾病也是中年人的多发病,50～60岁的患者中,脑血管疾病占68%,其中脑出血占脑血管疾病的50%。

三、中老年人运动健身的生理表现形式

(一)运动是健康的手段

运动益智健脑、促进思维活动。美国有一位科学家做过一个试验,试验结果表明,25%常参加体育锻炼的人,在智力和反应方面明显高于未参加锻炼(或极少参加运动)的人;运动是一种积极的休息方式;运动能改善不良情绪;运动能有效地预防亚健康。"生命在于运动"这句法国思想家伏尔泰的名言,道出了生命活动的规律。只有保持适宜的脑力和体力运动,才可以保持生命的健康,使生命更加丰富多彩。中国有一句古话"流水不腐,户枢不蠹",千年

古训依然充满着科学的哲理。运动形式很多,要因人因病而异,合理选择,掌握适度,贵在持之以恒。

(二)选择适宜的运动项目

现代运动项目主要包括以下三种:①有氧耐力性运动;②力量性运动;③柔韧性、平衡性、协调性运动。根据运动目的和身体的具体情况,选择三种类型的比例应有不同侧重。

健身运动在选择运动项目时应注意:①肌肉运动的供能方式应以有氧功能为主;②全身许多大肌肉群参加有规律的运动,在运动过程中心率保持在一定的水平并持续 20 分钟以上;③对于不常运动的人来说,健身项目与方法应简单易行,趣味性高,运动以周期性练习为主,健身者能较长时间地坚持;④要兼顾个人习惯、爱好,运动类型既要相对稳定又要有所变幻,避免长时间单调运动引起疲劳。

(三)合理的运动量

体育运动贵在坚持,重在适度。不同的运动目的,运动量是不一样的。运动量一般由运动强度和运动时间来决定。

(1)运动强度。运动强度即单位时间内的运动量。强度是运动处方中定量化与科学化的核心体,一般用心率作为衡量运动强度的指标。国际上通用的是卡沃南(Karvonen)计算法计算运动时的最适宜心率。运动心率=(估算最高心率-安静心率)×75%+安静心率。一般误差为 10~12 次/分。最高心率随个人的身体健康状态而有所变化。假如某人 40 岁,安静时心率 75 次/分。他的最大心率为 220－40＝180 次/分；最适运动心率为（180－75）×75%＋75＝149 次/分。也就是说当他运动时的心率达到 149 次/分左右时，运动强度最适宜。或者说他通过这一强度的有氧运动，能显著提高心血管功能，同时又比较安全。最适宜运动心率随年龄增加而变化。一般健身者可用"170－年龄数"，即为运动后即刻每分钟心率。如 60 岁以上的老年人运动时心率应控制在 100～120 次/分；40～50 岁的人运动后即刻心率应达到 120～140 次/分；20～30 岁的年轻人应达到 140～165 次/分。

（2）运动时间。从生理学来说，5 分钟是健身耐力运动所用的最短时间，60 分钟对于坚持正常工作的人是最大限度的时间。所以健身运动不能少于 5 分钟，一般控制在 15～60 分钟为宜。运动强度和时间共同决定运动量，中老年人进行长时间、低强度的健身运动；青少年进行短时间、大强度、多组数的健身运动。健康成年人可采取长时间、中等强度的健身运动。体质弱而时间多的成年人可采取长时间、低等强度的健身运动；体质好而时间少的成年人可采取短时间、稍大强度的健身运动。

（四）适宜的运动频率

以增进肌肉力量为目的的健身者来说，每周安排 3 次为宜；以增进健康，保持体力为目的的锻炼者来说，每周以 3～5 次为好。重要的是坚持，养成良好的锻炼习惯。中年人年富力强，正处于事业的上升阶段，任重道远，但在生理上中年人已处于由盛转衰的下降阶段。不少中年人身体上虽然查不出什么疾病，但常常出现躯体疲劳乏力、易累,体质虚弱,免疫功能低下,易感冒,食欲不振,头痛、失眠,头脑不清醒,心理不愉快,情绪不稳定,等等,或社会不适应,人际关系不和谐,以及行为改变,对环境适应能力和反应能力减退等一系列症状,这些都是亚健康的表现,也是疾病的早期表现和信号。若不进行适当的调整,不进行必要的健身锻炼,必将导致疾病的发生,影响身体健康。中年人必须对自身的健康状况有一定的了解,切不可只顾工作不顾健康。应珍惜健康,关爱生命,加强自我保健。

第二节　老年养生保健的心理学解读

心理是人类精神活动的总结,包括人的思想、情趣、信念、欲望、个性、道德观念等。随着社会的发展,人们面对的压力越来越大,这些形形色色的压力严重影响着人们的身心健康。其中在处理这些压力方面心态最重要,本节从心理学方面来研究养生,以及向老年人提供在压力情境下处理问题的帮助。

人到老年,机体各部分、各脏器包括大脑在内都会随着年龄增长而逐渐老化,这是生理方面的正常改变,与此同时老年人心理方面也会发生改变。生理改变和心理改变具有互动关系,从行迹心理学的角度分析,主要的心理改变有如下几种情况。

一、个性倾向改变

个性倾向的行为心理特征有情感、思想倾向、脾性等。

（一）情感改变

原来外向乐观的老人，变得内向，心情郁郁寡欢，紧张焦虑，长时间陷入郁闷状态。有此情况的老人一般会加强对自我行为的约束、强化自我内心的封闭，逐渐地疏远社会，最终会形成孤独的生活习惯和行为模式，并将默默地承受孤独带来的痛苦。这类老人既希望别人关心照顾，又害怕由于过分期望而出现较大的心理落差和失望，于是常常拒绝与他人交往，因而会变得行为孤独、性情孤僻，与周围人的距离越来越远。

（二）思想倾向改变

喜欢谈论过去的事情，不去想今后的发展。因为老年人总是想到自己已经衰老，自认为没有什么发展机会和提升空间。

（三）脾性改变

有些老人变得多疑善感，容易激动，常常因小事而大发脾气，对周围事物总感到看不惯，不称心；有的老人还固执己见，自以为是，倚老卖老；有的老人变得郁郁寡欢，苦闷压抑，情绪低落，或是显得淡漠无情，凡事无动于衷。

二、个性能量改变

个性能量的行为心理特征有认知能力、意志力和心理承受力、敏捷力和反应能力等。

（一）认知能力改变

认知能力改变最显著的特点是智力改变,记忆力常有减退,以近时记忆减退较明显。如昨天吃的什么菜,几天前有谁来看望过自己,都会想不起来;东西放下就忘,经常要寻找钥匙、眼镜、钢笔等小物件;见到熟人一下子想不起名字,自己也感到精力和脑力不足;对空间概念和抽象理解、分析、概括能力减退,计算能力也缓慢迟钝,容易出错,对新的知识难以吸收。

（二）意志力和心理承受力改变

有些老年人心理比较脆弱,面对衰老的客观事实既惧怕又无奈,这种心态如果不及时调整,极易导致抑郁。这种抑郁比较顽固,很容易使人丧失生活的兴趣,令人感到疲惫。

（三）敏捷力和反应能力改变

动作灵活性差,协调性差,反应迟缓,行动笨拙。

三、心理意向改变

正如前文所述,行为心理意向有"需要、兴趣、动机、目的"等四类。而老年人比较常见的是兴趣和目的发生改变。

（一）兴趣改变

对所有事都缺乏兴趣,总认为自己老了,已经没有任何创新精神,而且感到人生空虚乏味。

（二）目的改变

缺乏积极向上的心态,没有新的事业上的目标。认定自己属于时代的落伍者。

四、中老年运动养生和心理学交融

心理养生是指通过怡养心神、调剂生活等方法,从而达到保养身体、减少疾病、增进健康、延年益寿的目的。可以帮人放松身心、稳定情绪、有净化、清醒的力量,对于心灵治疗与修养也很有效。心理养生正在为更多的人接受,特别在近年来的社会中,心理养生更显得举足轻重,各界能人志士都把传统养生文化通过实践而创编出更适合现代人养生的文化。比如在《心理健康文化》里,刘昕明老师把博大精深的传统文化中的阴阳学说、五行学说、中医养生学说、道德观念、自然健康文化、自然预防学等与心理学完美地结合,阐述了信心及信念力全新的理论和潜能的健康养生理念。《黄帝内经·上古天真论》云:"恬淡虚无,真气从之。精神内守,病安从来。"所以心理健康是非常重要的。

五、心理变化与健康关系解读

各国长寿地区的人种、气候、食物、习俗各不相同,有的甚至与健康之道相反,如有的老人嗜烟酒、喜肥肉,但有一点却是相同的,即长寿者都乐观开朗、心地善良、为人随和。2009 年诺贝尔生理学或医学奖得主伊丽莎白等总结出的长寿之道是:人要活百岁,合理膳食占 25%,其他占 25%,而心理平衡的作用占到了 50%。

"压力激素"会损伤身体。《黄帝内经》云:"百病生于气也。怒则气上,喜则气缓,悲则气结,惊则气乱,劳则气耗……"所以医病先医"心"。现代医学发现,人类 65%~90% 的疾病与心理的压抑感有关,比如癌症、动脉硬化、高血压、消化性溃疡、月经不调等,因此,这类病也被称为心身性疾病。人的心与身,何以有如此紧密联系? 因为下丘脑—垂体—肾上腺这三点一线形成了人体的应激反应中心。碰到危机时,它们分泌"去甲肾上腺素""肾上腺素"等压力激素,在激素的作用下,身体中的各种"资源"被重新调配,减少消化、免疫方面的供给,将重心放到心脏的供血和肌肉的运动中去,以让我们迅速应对危机。如果人整天焦躁不安、发怒、紧张、贪婪、做坏事等,令压力激素水平长时间居高不下,人体的免疫系统将受到抑制和摧毁,心血管系统也会由于长期过劳而变得格外脆弱。心理学发现,一个人在大发雷霆时,身体产生的压力激素足以让小鼠致死。因此"压力激素"又称"毒性激素"。如果人是快乐的,大脑就会分泌多巴胺等"益性激素"。益性激素让人心绪放松,产生快感,这种身心都很舒服的良好状态,可使人体各功能互相协调、平衡,促进健康。

著名的中医教授孔令诩认为,养生的第一要务应该是养心。所以不管是健康的人还是身患疾病的人,心态都很重要,一份愉悦的心态就是一服良药。专家研究发现那些患有肿瘤的患者,有许多是被吓死的。凡是比较乐观的患者都活得比较长,相反,凡是越害怕的患者,越不利于病情的好转。从长寿的人身上,我们不难发现他们都有一个共同点那就是平和的心态。所以为了保持健康的身体,我们一定要保持健康的心态。

第三节　老年养生保健的社会学解读

老年养生保健是体育运动的重要组成部分,也是社会文化发展到一定程度以后必然要出现的体育现象和体育门类。老年养生保健与社会保持着密切的联系,既从社会实践中吸取了大量的营养、素材,反过来又对社会发展产生了积极的促进作用。因此,研究老年养生保健一定要结合社会学的研究方法、途径和范围,进行社会学分析。

一、老年养生保健的社会文化背景

老年养生保健有着悠久的历史,汉代《尚书》里有我国古代先人通过舞蹈导引气血的记载,湖南长沙马王堆出土的西汉文物中有多处关于健身气功的描述，历史上各个朝代也都出现了大量的老年运动养生方面的文字和图画内容，这一切无不说明了老年养生保健的强大影响力和持久生命力。

（一）老年养生保健是社会发展的选择

据《吕氏春秋》等古籍记载，早在尧帝时代，洪水连年泛滥，人们长期生活在潮湿阴冷的环境里，许多人患关节凝滞、肢体肿胀的疾病，于是人们"故作为舞以宣导之"。《路史·前纪》第九卷云："阴康氏时，水渎不疏，江不行其源，阴凝而易闷，人既郁于内，腠理滞着而多重腿，得所以利其关节者，乃制为之舞，教人引舞以利导之，是谓大舞。"从这里可以看出，导引的产生是借助于舞蹈的形式实现的，人们以"舞"这种运动舒展筋骨肢体、通利关节，使气血舒畅，达到治病养生的目的。

我国第一部医学典籍《黄帝内经》也指出："中央者，其地平以湿，天地所以生万物也众，其民食杂而不劳，故其病多痿厥寒热，其治宜导引按蹻，故导引按蹻者，亦从中央出也。"唐代王冰对此注释为："导引，谓摇筋骨，动肢节，""按为折按皮肉，蹻为捷举手足"，认为导引就是肢体筋骨的锻炼和按摩。晋代李颐把导引注释为："导气令和，引体令柔"，就是使气息和顺，肢体柔活。唐代慧琳在《一切经音义》中提到："凡人自摩自捏，伸缩手足，除劳去烦，名为导引。"明确指出自我按摩也包括在导引之内。根据古人的解释，导引包含了导气、引体、按蹻等内容，是以肢体运动为主并且配合呼吸吐纳的运动方式，具有伸展肢体、宣导气血、防治疾病的作用，是一种主动性地对形体和精神的自我调节、自我补益、自我增强的锻炼手段和方法，是老年养生保健的主要运动形式。

古代的生活及医疗水平低下，为此，劳动人民发明了多种方法来增强体质、预防疾病，促进了中老年运动养生的孕育、成长、发展、衍化，同时也在社会发展进程中不断地完善着中老年运动养生的理论、方法、技术、内容。从先秦时期仅见于文献的、比较简单的"熊经鸟申（伸）"，到西汉有 44 个动作的马王堆帛画《导引图》，再到东汉世代相承的华佗"五禽戏"，一直到《诸病源候论》《养性延命录》《云笈七签》《太平御览》和《遵生八笺》等著作，逐步形成了比较完善的老年养生保健的学科体系。一部老年运动养生发展的历史就是一部劳动人民与大自然搏斗、追求健康幸福的历史；老年运动养生的每一个小小的进步和发展，都集聚了劳动人民无穷的智慧和心血，成为中国和世界人民的瑰宝。

（二）老年养生保健源于劳动人民的生产实践

在中华民族漫长的历史发展过程中，追求健康幸福一直是劳动人民锲而不舍的人生目标之一。《尚书·洪范》中提出了"五福"之说，涉及身体健康的内容就占了三条。随着古代哲学、医学的发展，古代中国人这种重视健康长寿的意识，促使人们开始积极地进行健康长寿的探索与实践，在这其中也蕴含了老年养生保健的发生和发展。

劳动人民在长期的生活实践中，总结出了很多行之有效的锻炼方法，并进行了提炼和汇总。南北朝时梁代陶弘景所著《养性延命录·服气疗病篇》一书中有对六字诀的记载："纳气有一,吐气有六。吐气六者,谓吹、呼、唏、呵、嘘、呬。""吹以去热,呼以去风,唏以去烦,呵以下气,嘘以散寒,呬以解极。"从这里可以看到,这六种吐气的方法都来源于日常生活,是劳动人民长期的经验总结。在《易筋经》中,很多动作模仿了生活中的一些情景,如"拔马刀""打躬""倒拽牛尾"等动作,并在调摄心神和调整呼吸的基础上,赋予了这些动作新的含义。劳动人民在长期和大自然相互依存、相互发展的过程中,仔细观察了各种动物的习性,借鉴、吸收了其中的一些动作,创造出"五禽戏"。其中有些动作是劳动人民生活经验的积累,经过长期、反复的证明最终得以确定、流传;有些动作是在对大自然的长期观察中模仿、吸收和利用;有些动作是根据中医理论专门设计的。无论哪一个动作,都是劳动人民集体智慧的结晶,直接来源于生产和生活实践。

(三) 老年养生保健的文化特色

老年养生保健的文化形态在中国传统文化的影响下成长、发展,从古代的简单文字记载到现代不断涌现的皇皇巨著,丰富了老年养生保健这种文化形态的构建,展现了老年养生保健的本体特征和运动规律,并与其他的文化形态,如哲学、医学、美学等进行着不断的交流与渗透,逐步形成了自己的文化特色。

早在两千多年前,中国最古老的医学经典著作《黄帝内经》就对中国传统的养生保健方法做了高度概括,主要包括"法于阴阳,和于术数,饮食有节,起居有常,不忘作劳"五个方面,古人的这种认识基本符合现代的科学理念。正是在这种认识的基础上,产生了中国传统文化的一个分支——老年养生保健。老年养生保健本身就是一种中国传统文化,承载了中国传统文化的很多信息,是中国古代哲学、医学、美学等多学科知识的集中体现,是中国传统文化的优秀代表。老年养生保健作为民族传统体育项目,一方面,同其他体育运动一样来源于人们的生产生活实践,如有些老年养生保健的内容,本身就是古代中国人民为了祛除恶劣的自然环境带来的病痛,强健身体,模仿飞禽走兽的动作编创而成的。另一方面,老年养生保健又与多数运动项目不同,它在进行肢体运动的同时,还包括了呼吸吐纳的配合和心理状态的调整,除功法动作外,往往讲求富含哲理思想的健身理论。相比之下,老年养生保健具有更多的意识形态内容,显现出更为强烈的文化特色。

二、老年养生保健的社会价值

老年养生保健可以有效地降低人们的医疗费用,缓解社会矛盾。老年养生保健不同于追求人体极限的竞技体育,它的运动形式比较舒缓,运动量适宜,能够很好地起到"有病治病,没病防病"的效果。调查显示,经常练习老年养生功法的人群,医疗费用支出明显低于不经常练习的人群。而在经常练习的人群中,中老年群众占据了很大比例,相对而言他们属于社会的弱势群体,经济收入水平较低,老年养生保健降低了他们的医疗费用,也就等于增加了他们的收入,可在一定程度上缓解社会收入分配差距拉大的矛盾。

大力发展中老年运动养生,可以满足人们健身防病的需要,提高人们的身体素质,降低人们的医疗费用,同时还提高人们的工作效率,有利于构建健康和谐社会。

老年养生保健是开展全民健身运动的重要内容,可以有效增进人们之间的和睦关系。老年养生保健以追求身心平衡发展为原则,注重人体心理与生理之间的健康关系,注重人与环境、人与自然、人与人之间的和谐关系,符合中国人的思维方式、处事原则和审美要求,天然地占据着全民健身运动的重要一隅。老年运动养生要求心情舒畅、无为不争,注重个体涵养的增加和修为的提升,可以有效地增进人们之间的和睦相处。和谐社会首先是人的和谐,人只有在"和"的状态下,生命才能得到最顺畅、最理想的发展。习练老年养生保健的过程,也就是从人自身的"和",进入人与自然、人与社会的"和"的过程。人们在进行老年运动养生锻炼的同时,渗透了中华民族和气、和美、和满的思想内涵,它可以促进人的个性全面发展,培养美德,磨炼意志,由个体而进一步发展到全社会素质的提升,推动社会向着更高的阶段发展,为和谐社会的实现增砖添瓦。

在现代化社会里,老年养生保健受到了前所未有的重视,老年人健身的科学性也大大提高,健身体系更加完善,内容更加充实,对社会的影响也日渐深刻。小康社会离不开健康,健康离不开体育,体育的发展目标是终身体育、快乐体育,老年养生保健正是终身体育、快乐体育发展的一个典范,其活动方式广泛适合于不同年龄段、不同体质的人群,是健康长寿的一大法宝,是进行终身体育的较好选择。

我国正处在社会大发展的关键期、转折期,越来越多的人承受着不同程度的心理压力。当这种压力长时间得不到调节或释放时,就会导致各种异常现象,如失眠、精神失常、工作能力下降,甚至发生冲突、暴力乃至违法行为等,给社会的精神文明建设带来很大困难。老年养生保健能让练习者保持身体和心理上的松静自然状态,调节心理,释放压力,保持身心健康,达到心平气和的身心状态,从而创造健康、幸福、愉快的人生。历史发展的实践证明,中国的老年养生保健知识可以在上述诸问题中发挥其独特作用,起到缓解社会压力的显著效果。

老年养生保健不仅讲求健身,还注重健心;不仅讲求性命双修,而且讲求涵养道德。老年养生保健一直把道德的修养、精神文明的建设放在首位,讲究"心身并练""形神兼备"和"内外如一",把涵养道德、与人为善作为修炼养生的技术要素,要求练习者首先要净化心灵、排除杂念,具有超脱世俗纷争的意境,才能在练习中全神贯注、思想集中,从形体运动中影响气质,修德悟道,达到修身养性、增强体质的效果。

三、老年养生保健的社会作用

(一) 开展老年养生保健有利于促进人民健康

随着生活水平的不断提高,人们比以往更加注重生活的质量,拥有健康、快乐的生活方式已经成为社会的共识。但是,我国作为一个发展中国家,社会生活的很多方面还处于较低水平,其中也包括群众体育工作,尤其是老年人群体的体育工作。由于历史的原因,大多数老年人的经济收入并不高,未富先老,怎样有效地增进老年人的身心健康、减轻他们的生活负担,成为摆在现实面前的沉重课题。老年运动养生具有动作舒缓、强度不大、好学易练、场地简单等特点,实践证明老年运动养生又有一定的强身健体效果,非常适合老年人的生理心理特征。因此,运动养生作为一种低投入、高收益的健康投资,日益受到老年人的青睐。

老年养生保健是具有独特功效、行之有效的民族传统健身项目,主张动静结合、内外兼修,通过各种动作与姿势,舒展肢体,活络筋骨,外动内静,调和气息,宁心安神,从整体上对人的精、气、神进行调理。老年养生保健能够祛病健身,对于慢性和疑难病症,尤其是身心疾病更是功效卓著。它通过增强机体的自我调节功能激发其自愈能力,进而达到祛病、健身的目的。老年养生保健还注重社会环境和个人心理的作用,更符合新的健康理念和新的医学模式。

老年养生保健注重环境因素对练功效果的影响,更重视练功者保持平稳的心态及和谐的社会关系。这种将生理、心理、社会乃至环境因素结合在一起的理念,与健康概念的四要素定义,以及与生理、心理、社会因素三结合的新医学模式的要求非常一致。老年养生保健能够广泛影响人体各个系统的功能,加强自我调节功能,改善免疫能力,激发人体的自愈能力,帮助病弱机体重新回到健康状态。老年运动养生祛病健身,不仅具有简、便、廉、验的特点,而且还能使患者在中西医合理的配合下,减少对药物和医疗器械的依赖,减少医源性疾病的传播机会。

老年养生保健能够促进人体内精、气、神"三宝"不断充盈，逐渐达到精充、气足、神旺，精气充足则脏腑组织器官功能健全，神旺则大脑和免疫功能健旺，并且还能做到无病可强身健体，有病可治疗康复，最终达到养生保健，抗老防衰的目的。从参加老年养生保健的实践情况看，人们参加健身锻炼的主要目的是增强体质、预防疾病、延年益寿、开发智力、陶冶情操。概括起来，最终都是为了达到养生保健和抗老防衰的目的。研究显示，老年养生保健不仅对老年练功群众的身体形态、生理功能、身体基本素质、免疫功能以及物质和能量代谢等方面产生良好的改善作用，而且还可以有效地改善心理品质，很多心理学指标如自测身体状况、器官功能、正向情绪认知功能、心理健康子量表、自测健康总评分等，与未练习者相比都出现显著差异。因此，老年养生保健是人们最喜爱的运动项目之一，有着广泛的群众基础，越来越受到国家和社会各方面的重视。

（二）开展老年养生保健有利于构建和谐社会

构建社会主义和谐社会是一项复杂的系统工程，不是一朝一夕就能建成的，需要社会方方面面做出共同努力。如果社会的每个细胞都充满和谐的因子，整个社会的和谐就有了基础，社会主义和谐社会就有了强有力的支撑和保障。胡锦涛在会见全国群众体育先进集体和先进个人代表时强调指出，"广泛开展全民健身活动，提高全民族的健康素质，是全面建设小康社会的重要内容，是构建社会主义和谐社会的必然要求"。在第十三届全国运动会即将开幕之际,习近平总书记在天津会见了全国群众体育先进单位、先进个人代表和全国体育系统先进集体、先进工作者代表,以及在本届全运会群众比赛项目中获奖的运动员代表,并发表重要讲话。习近平总书记强调,"加快建设体育强国,就要坚持以人民为中心的思想,把人民作为发展体育事业的主体,把满足人民健身需求、促进人的全面发展作为体育工作的出发点和落脚点,落实全民健身国家战略,不断提高人民健康水平。把群众性体育纳入全运会,组织人民群众广泛参与,就更好起到了举办全运会的作用"。体育作为文化现象,从来就有倡导公正、强调规则、平和心态、陶冶性情的社会功能,是社会和谐的催化剂与推动力。老年养生保健对于实现社会主义和谐社会具有特殊的意义,肩负着自己的使命。

以人为本是构建社会主义和谐社会的重要标志。以人为本的社会,一个很重要的方面就是要不断满足广大人民群众日益增长的物质文化需要,就是要正确反映和兼顾多方面群众的利益。老年养生保健是中华民族悠久文化的组成部分,花钱较少,简便易学,深受老年人和体弱多病者的喜爱。推广老年运动养生项目,是为了满足不同人群多元化的体育健身需求,也是对以人为本理念的具体体现。

和谐社会不仅要做到人与人、人与社会的和谐,而且要做到人与自然的和谐。人与自然和谐相处,是构建社会主义和谐社会的重要内容。老年养生保健具有深厚的中华民族传统文化底蕴,它倡导的"天人合一"以及"生命整体观"等思想,虽然带有不同时代的烙印,但在一定程度上反映了广大人民群众对美好生活的向往,体现了人与自然和谐、人体内在和谐的理念。构建社会主义和谐社会,离不开对中国传统文化思想的传承和弘扬,充分挖掘中老年运动养生文化所蕴含的合理成分和当代价值,对于构建和谐社会有着积极的作用。

安定有序是构建社会主义和谐社会的必要条件。一个安定有序的社会,本身就是不同利益群体各尽其能、各得其所而又和谐相处的表现。反之,在动荡不安、混乱无序的状态下,人民群众不可能安居乐业,和谐社会建设就无从谈起。老年养生保健具有双重效应,做得好对增强人民体质、推动社会稳定进步有积极的促进作用;做得不好,不仅会危害人民群众身心健康,还会影响社会稳定。老年养生保健既起着强身健体的作用,又担负着正面引导、化解矛盾和维护社会稳定的重要职能。这种职能的充分发挥,本身就是建设安定有序社会的应有之意。

第五章
老年养生保健功法锻炼的遵循事项

第一节　老年养生保健功法锻炼的基本原则

一、提倡持之以恒

　　人贵有志,学贵有恒,做任何事情,要想取得成效,没有恒心是不行的。古人云,"冰冻三尺,非一日之寒",说的就是这个道理。锻炼身体非一朝一夕之事,要经常而不间断。运动养生不仅是身体的锻炼,也是意志和毅力的锻炼。如果因为工作忙,难以按原计划时间坚持锻炼,每天挤出 8~10 分钟进行短时间的锻炼也可以。若因病或其他原因不能到野外或操场锻炼,在院内、室内、楼道内做做原地跑、原地跳、广播操、太极拳也可以。

二、强调动静结合

不能因为强调动而忘了静，要动静兼修，动静适宜。运动时，一切顺乎自然，进行自然调息、调心，神态从容，摒弃杂念，神形兼顾，内外俱练，动于外而静于内，动主练而静主养神。这样，在锻炼过程中内练精神、外练形体，使内外和谐，体现出"由动入静""静中有动""以静制动""动静结合"的整体思想。

三、运动适度，不宜过量

若运动后食欲减退，头昏头痛，自觉劳累汗多，精神倦怠，说明运动量过大，超过了机体耐受的限度，会使身体因过劳而受损。孙思邈在《千金要方》中就告诫人们："养性之道，常欲小劳，但莫大疲及强所不能堪有。"那么，运动量怎样掌握才算合适呢？一般来说，以每次锻炼后感觉不到过度疲劳为适宜；也有人以脉搏及心跳频率作为运动量的指标，若运动量大，心率及脉率就快。对于正常成年人的运动量，以每分钟心率增加至 140 次为宜；而对于老年人的运动量，以每分钟增加至 120 次为宜。

四、舒适自然，循序渐进

为健康而进行的锻炼，应当是轻松愉快的，容易做到的，充满乐趣和丰富多彩的，人们才愿意坚持实行。"运动应当在顺乎自然和圆形平面的方式下进行"。这是美国运动生理学家莫尔豪斯的结论。在健身方面,疲劳和痛苦都是不必要的,要轻松地渐次增加活动量。正确的锻炼方法是运动量由小到大,动作由简单到复杂。比如跑步,刚开始练习时要跑得慢些、距离短些,一段时间后,再逐渐增加跑步的速度和距离。

五、运动时间,因时制宜

一般来说,早晨运动较好,因为早晨的空气较新鲜,而室内的氧气经过一夜的睡眠后,大部分被人吸收了,二氧化碳的浓度相对增多。到室外空气清新的地方进行运动锻炼,即可把积聚在体内的二氧化碳排出来,吸进更多的氧气,使身体的新陈代谢增强,为一天的工作打好基础。此外,午睡前后或晚上睡觉前也可进行运动,以消除一天的紧张情绪,轻松地进入梦乡,但运动不要太激烈,以免引起神经系统的兴奋,影响睡眠。总之,许多健身运动,随时都可以做,多少做些,都是有益的。但稍微剧烈的运动,不要在吃饭前后进行,因为人在饭前呈现饥饿状态,血液中葡萄糖含量低,易发生低血糖症;饭后剧烈运动,大部分血液到肌肉里去,胃肠的血液相对减少,不仅影响消化,还可引起胃下垂、慢性胃肠炎等疾病。

六、运动项目,因人制宜

对于老年人来说,由于肌肉力量减退,神经系统反应较慢,协调能力较差,宜选择动作缓慢柔和、肌肉协调放松、全身能得到活动的运动,如步行、太极拳、慢跑等。而对于身强力壮的人,可选择运动量大的锻炼项目,如长跑、打篮球、踢足球等。此外,每个人工作性质不同,所选择的运动项目亦应有所差别,如售货员、理发员、厨师要长时间站立,易发生下肢静脉曲张,在运动时不要多跑多跳,应仰卧抬腿;经常伏案工作者,要选择一些扩胸、伸腰、仰头的运动项目,由于用眼较多,还应开展望远活动。总之,体育项目的选择,既要符合自己的兴趣爱好,又要适合身体条件,对脑力劳动者来说,宜少参加一些使精神紧张的活动,而体力劳动者则应多锻炼那些在职业劳动中很少活动的部位。

老年人不比年轻人,从精力、反应速度和运动强度来看,都需要量力而行。在运动养生中,老年人尤其要注意相关的运动原则,循序渐进,特别是要持之以恒,这样运动的效果才能达到。而且在运动过程中还需要重视相关的注意事项,戒急戒躁,不做激烈运动,不能逞一时之能而伤了自己的身体。

第二节　老年养生保健功法锻炼的基本要领

老年养生保健的锻炼方法虽然繁多,比如太极拳、八段锦、桩功等,但基本要领是相同的,主要有身体端正(调身)、呼吸深长匀细(调息)和心神宁静(调心),有人称其为练功要旨,也有人称为三大要素。三者之间有相互依存和相互制约的关系,调身是基础,调息是中介,调心主导调身和调息。

一、身体端正——调身

身体端正要领在于调身。所谓调身,就是有目的地把自己的形体控制在受意识支配的一定姿势和一定的动作范围之内,通过练习以达到"外练筋骨皮,内练一口气",使机体处在动态的平衡之中。

人的姿势千变万化,但不外乎行、立、坐、卧四种基本形态,古人称"四威仪",并要求"行如风、站如松、坐如钟、卧如弓",这些也是养生所要求的。调身主要是注重身形和身体运动,同时强调呼吸和意识的配合,这种功法利于改变身体形态,使身体强壮。

调身主要有两种方法:一是练形中调身到最不舒服姿势,如在导引动功及站桩时降低功架,一般适宜青少年及体质好、无残疾者,这样可以提高功力;二是练形调身到最舒服姿势,如自然站、卧功等,一般适宜老年人及体质弱者,以达到养身延年的目的。老年运动养生功法的锻炼与其他体育运动一样,需要量的积累,因此,在身体能承受的情况下,可增大运动量,由舒服练到不舒服再到舒服,功夫自然就提高了,身体也会越来越健康强壮。

二、呼吸深长匀细——调息

呼吸深长匀细指的是调息,主要是指对呼吸的控制要缓慢。通过特定的身形或动作及意念的配合,练人的元气,从而达到内气鼓荡、精气流畅,正如中医所讲的通者不痛,痛者不通,气血流畅,百病皆无,进而周天运行,气达全身。练功时调息多数要在有经验的老师指点下进行练习。

调息可以在一定程度上使人体除了大脑以外的其他部位、器官产生特殊的变化。调息也可以支持调身,这是因为练形调身过程中需要氧气和其他物质,这些都离不开呼吸的作用。调息中的腹式呼吸有利于呼吸肌肉的锻炼。

所谓练呼吸调息,即练功者通过调控呼吸修炼,以达到培育人身正气、清心安神和息烦调节情绪的目的。《素问遗篇·刺法论》中云:"所有来自肾有久病者,可以寅时面向南,净神不乱思,闭气不息七遍,以引颈咽气顺之。如咽有硬物,如此七遍后,饵舌下津令无数,故曰返本还原,久饵之,令深根蒂也。"这就是说有肾病的人,应在早晨 3~5 点钟面向南,专心凝神,控制呼吸,然后引颈咽气,如咽硬物之感,如此七遍,常年坚持,就能使肾病康复。这里的呼吸方法并非专治肾病,而是在时间上有所强调而已。因为早晨 3~5 点钟正是肺经最盛的时间,肺主气,肾主纳气、练肺补肾之用。调控呼吸的方法有很多种,大体可以归纳为以下两种类型。①自然呼吸法:包括自然胸式、腹式呼吸及混合呼吸。②腹式呼吸法:包括顺腹式、逆腹式呼吸(图 5-2-1~图 5-2-4)和脐呼吸。

逆腹式呼吸,就是吸气的时候收肚子,把肚脐往后背贴,呼气的时候再放松还原。呼吸的时候要用鼻子,不要用嘴。按照中国传统的锻炼习惯,唇舌要轻闭,舌尖要轻轻抵在上腭。鼻子吸气、呼气,尽量让吸入和呼出的气息均匀、深长。

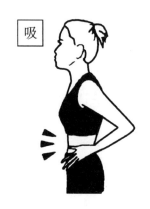

吸

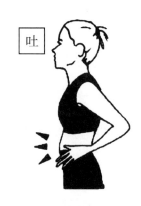

吐

图 5-2-1　逆腹式呼吸（一）　　　图 5-2-2　逆腹式呼吸（二）

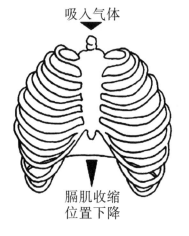

吸入气体

膈肌收缩
位置下降

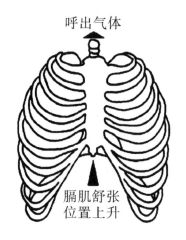

呼出气体

膈肌舒张
位置上升

图 5-2-3　逆腹式呼吸（三）　　　图 5-2-4　逆腹式呼吸（四）

　　中医上讲,肺是保护人体的屏障;现代医学也证明,70%以上的人,死亡的直接原因是肺衰竭。所以锻炼肺的功能非常重要。肺的运动形式很简单,就是"开"和"合"。可是现代的人们,特别是办公室里的"白领",从事体力活动越来越少,导致肺护卫人体的屏障的能力也随之减弱。所以,逆腹式呼吸可以加强这个护卫能力。

　　人活一天,五脏六腑就要工作一天,每日工作,却从没人去给它们放松、按摩、嘘寒问暖,日子久了,它们就会"闹意见",即让人生病、不舒服。其实，给脏腑按摩很简单，用逆腹式呼吸的方式就够了。吸气的时候，横膈下压，呼气的时候，再上提，一升一降，就相当于一抓一放，和我们按摩四肢肌肉的形式很相似。如果想效果更好点，还可以在吸气之末和呼气结束的时候，保持一下"屏息"的状态，也就是不吸不呼。这就相当于肌肉按摩的时候，捏住了，还要停一会才松开，使力道更充分、透彻。

逆腹式呼吸可以促进胃肠的蠕动，使人体的消化、吸收能力增强，既可以减肥，治疗便秘；也可以强体，还可以帮助人们平静心情、调节心理。

注：顺腹式呼吸和逆腹式呼吸唯动作相反，其他要求一样。

三、心神宁静——调心

调心，主要是通过意识调节来练心，使心静，进而练精神，练思维，在良性意识的指导下，达到思维敏捷、反应灵活、气血通畅，从而达到健身的目的。

意识、意念的调整叫调心，这里的心，不单纯指心脏，而是指古代养生理论认为的由"心"支配的体内意识和体外意识。调心的目的就是训练大脑思维对外界的反应，并且这个反应是无意识的，如练习养生功的入静，就是为了提高对外界刺激的抵抗能力。

调心主要有以下四种方法。

（1）意想放松法：主动以意识引导身体各部位放松，并使思想相对集中，以解除身心紧张状态。

（2）注意默念法：默念字句，默念词句，化杂念为正念，这是集中思想常用的方法。

（3）意想数息法：默数自己呼吸的方法，有数息和随息两种。

（4）排除杂念法：排除各种思想杂念与干扰，集中注意力。

第三节　老年养生保健功法锻炼的识别方法

一、图解知识

老年养生保健功法的图解是指功法动作的图例与文字。用图来表示动作的姿势、方向和运动路线，用文字来说明动作的详细过程、方法和要领。正确地掌握图解知识，对自学能力的培养和加深理解技术动作具有重要的意义。

（一）运动方向

图解中的运动方向，是以图中人的躯干姿势为准，并且随着躯干姿势所处的位置变化而变化。图中人的身前为前，身后为后，左侧为左，右侧为右；此外，还有左前、左后、右前、右后。如各种套路开始的预备式，前后左右的方向是以图中人躯干姿势为准；转体时，则以转体后的身前为前，身后为后，以此类推。功法中的动作始终以躯干姿势来确定方向，不受头部和视线的影响。有时动作还须说明上下方向，它以地球为参照物，向地心为向下，离地心为向上，无论躯干姿势如何变化，上下方向始终不变。

（二）附图

图中有的动作除了用一个图描绘外,还增加一个起补充作用的"附图"。有些重要的技术细节,图中无法表现,如背向图片,看不清手的动作和位置,便可增加一个背面或侧面的附图,并与文字说明相吻合,而运动方向和路线则以原图为准。

二、文字叙述

文字叙述主要用于叙述动作的顺序和要点,掌握文字的叙述规律可以加快理解动作的速度。

（一）动作顺序的叙述

一般按动作的先后顺序来写。若身体几个部位同时进行,一般先写明运动方向,再写下肢动作,然后写上肢动作;先写左侧再写右侧,最后写目视方向。也常运用"同时"二字来表示无论先写或后写的身体各部位动作都要一起运动。但在个别情况下,则以身体各部位运动的先后顺序来写。

（二）术语的运用

图解的文字说明中,为了简练,常用术语来表示动作。如步法中的上步、退步、插步等,有的从简说明,有的只用术语。通常对第一次涉及的动作都要详细说明,以后出现均可用术语表示。掌握术语对阅读图解会有很大帮助。

（三）要领说明

有些图解，在某个动作后面附有"要领""要点"之类的说明，这是为了提示该动作的技术关键、要求和要领，或者说明应注意之处。

三、看图方法

如何看图识意，正确领会每一个图例动作的要点，是自学的关键。

（1）根据图中身体各部位的分解动作和运动路线，详细阅读文字说明，按照图和文字说明的顺序边看边做，当对动作形成一个完整的概念后，在不断重复练习的过程中要逐渐熟悉和掌握动作。

（2）遇到复杂动作时，首先看分解图片和身体各部分的运动路线，然后详细阅读文字说明，初步了解动作的过程和要领。要按分解动作逐个学习，然后连成完整动作，当一个动作熟练后，在进行分段和整套演练。此外，还要按照要领和要点反复体会动作，边学边巩固，每当看图解学完一组动作后连接起来复习，然后再与前组所学动作一起复习巩固，这样才会收到良好效果。

（3）有的动作看图解进行单独学习可能较为困难，为提高学习效果，可以三人一组相互配合学练，一人阅读图解，一人做动作，一人根据文字及图进行检查。掌握动作后相互传授，纠正动作，逐步提高。

（4）要固定好方向，初学时，不能经常变换学练方向，否则容易弄错动作方向，影响学习效果。

第六章
体育运动养生保健功法

第一节　太极八法五步

2018 年,国家体育总局推出的太极拳是继 24 式简化太极拳之后推出的又一个更加简化、较为理想的太极拳入门套路。本着科学化、规范化、简易化的原则,在现有 24 式太极拳的基础上,由国家体育总局武术运动管理中心组织专家创编,将太极拳中共性的、核心的"八法五步"技术内容进行了整理规范,即围绕着太极拳"掤、捋、挤、按、采、挒、肘、靠"八种劲法,结合"进、退、顾、盼、定"五种步法,以及站桩和行进两种锻炼形式进行梳理提炼,从而形成一套具有文化性、健身性和简易性的太极拳普及套路。它动作结构简单,数量合理,内涵丰富,易学易练,旨在更好地宣传、推广、普及太极拳运动,弘扬中华优秀传统文化。

第一式:起势

动作:自然站立,两臂松垂,左脚向左横开一步,与肩同宽,两臂向前、向上平举,与肩同高,屈膝下按,按至腹前。目视前方(图

6-1-1~图 6-1-4）。

动作要点：心静体松，立身中正，起吸落呼。

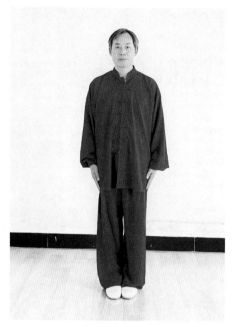

图 6-1-1　起势（一）

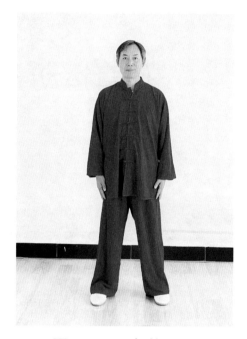

图 6-1-2　起势（二）

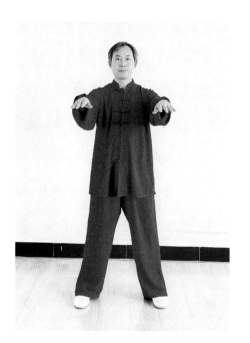

图 6-1-3　起势（三）

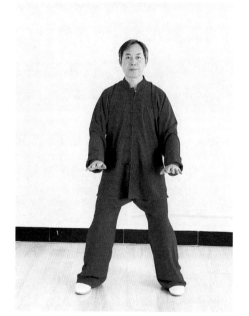

图 6-1-4　起势（四）

第二式:左掤势

动作:身体右转,右手向上画弧至右胸前,掌心向下,左手收至腹前,掌心向上,目视前方身体左转,左臂向前掤出,与肩同高,右手下按至右胯旁(图6-1-5~图6-1-6)

动作要点:掤势力点在手臂外侧,下按手与掤手形成对拉劲,开吸合呼。

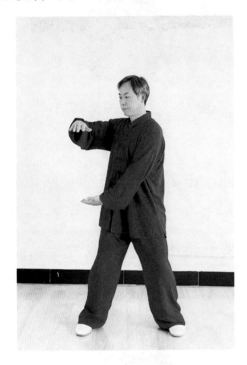

图6-1-5 左掤势(一)

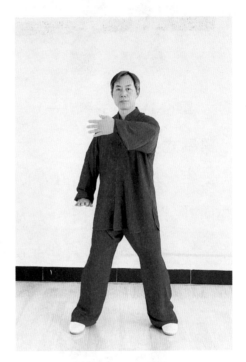

图6-1-6 左掤势(二)

第三式:右捋势

动作:接上式,身体微左转,两臂向前伸展,身体右转,左掌心向下,右掌心向上,两臂向右、向下捋带,目视右手方向(图6-1-7~图6-1-8)。

动作要点:捋势意在两掌,注意以腰带臂,开吸合呼。

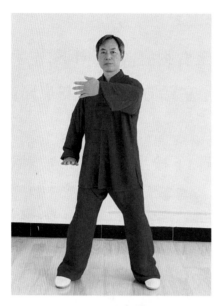
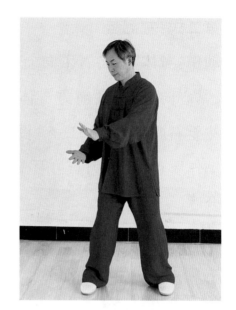

图 6-1-7　右捋势（一）　　　　图 6-1-8　右捋势（二）

第四式:左挤势

动作:身体右转,两掌在胸前相搭,左掌在外,左掌心向内,右掌心向外,目视前方(图 6-1-9~图 6-1-10)

动作要点:挤势力点在左手背,要有挤压之势,开吸合呼。

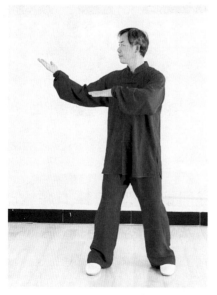
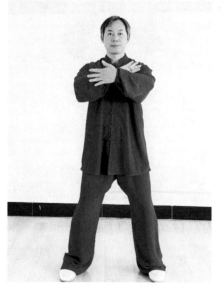

图 6-1-9　左挤势（一）　　　　图 6-1-10　左挤势（二）

第五式:双按势

动作:两掌平抹分开,掌心向下,两掌回收、向下,再向前画弧前推,力达掌根,目视前方(图 6-1-11~图 6-1-13)

动作要点:按势意在腰背呈弓形,含胸拔背,收吸按呼。

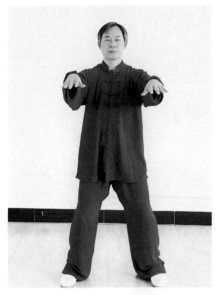

图 6-1-11　双按势(一)

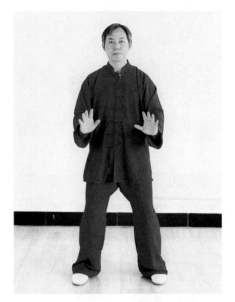

图 6-1-12　双按势(二)

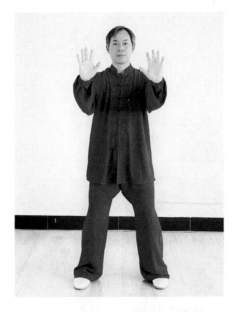

图 6-1-13　双按势(三)

第六式:右採势

动作:接上式,身体微右转,两掌变拳,向右、向下採拉,右拳心向下,左拳心向上,目视右下方(图6-1-14~图6-1-16)。

动作要点:採势意在手指拿捏,随腰转动顺势下拉。

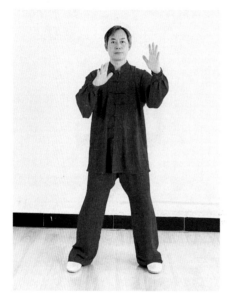
图6-1-14　右採势(一)

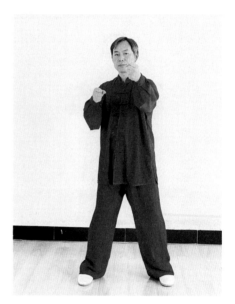
图6-1-15　右採势(二)

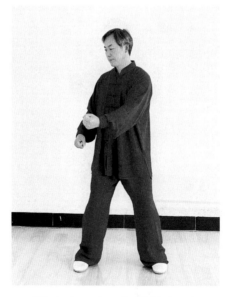
图6-1-16　右採势(三)

第七式:左捯势

动作:接上式,两拳变掌,向左横捯,身体左转,右掌心向上、左掌心向外,目视前方(图6-1-17~图6-1-18)。

动作要点:捯势意在以腰带臂,横向用力。

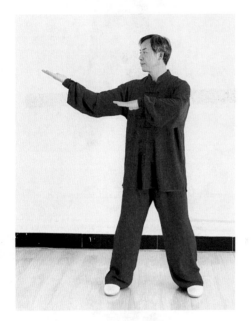

图6-1-17　左捯势(一)

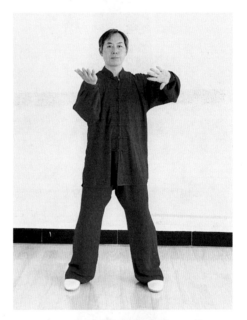

图6-1-18　左捯势(二)

第八式:左肘势

动作:接上式,左掌变拳,拳眼向上,身体右转,屈臂向前以肘击打,右手附于左臂外侧,目视前方(图6-1-19~图6-1-20)。

动作要点:肘势意在以肘尖为力点攻击,先屈臂再发力。

第九式:右靠势

动作:接上式,身体左转,右掌变拳,左拳变掌,两臂环绕,右臂撑圆,拳眼向内,用右肩臂向前靠击,左掌收至右肩旁,掌心向右,目视前方(图6-1-21~图6-1-22)。

动作要点:靠势意在以肩臂为力点,利用整个身体前移撞击。

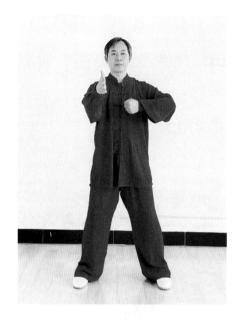

图 6-1-19　左肘势(一)

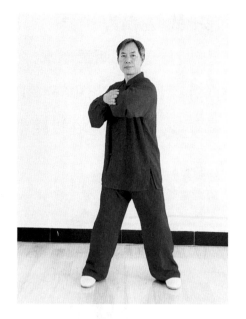

图 6-1-20　左肘势(二)

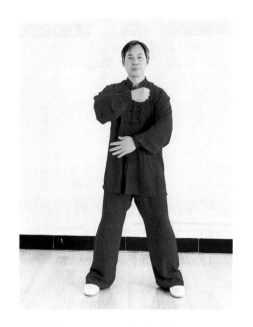

图 6-1-21　右靠势(一)

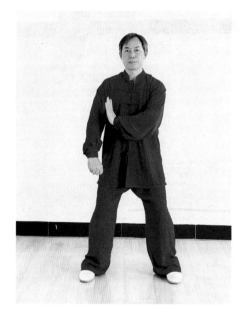

图 6-1-22　右靠势(二)

第十式:右掤势

动作:接上式,身体左转,两掌相抱,掌心相对,右臂向前掤出,
与肩同高,左手下按至左胯旁,目视前方(图 6-1-23~图 6-1-24)。

动作要点:掤势力点在手臂外侧,下按手与掤手形成对拉劲。

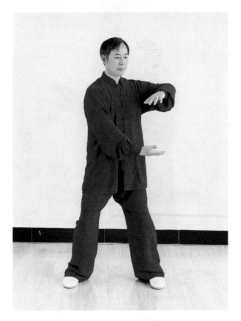

图 6-1-23　右掤势(一)

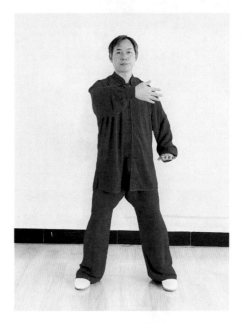

图 6-1-24　右掤势(二)

第十一式:左捋势

动作:接上式,身体微右转,两臂向前伸展,右掌心向下,身体左转,两臂向左、向上捋带,目视左手方向(图 6-1-25~图 6-1-27)。

动作要点:捋势意在两掌,注意以腰带臂。

第十二式:右挤势

动作:接上式,身体右转,两掌在胸前相搭,右掌在外,向前挤出,左掌心向外,右掌心向内,目视前方(图 6-1-28)。

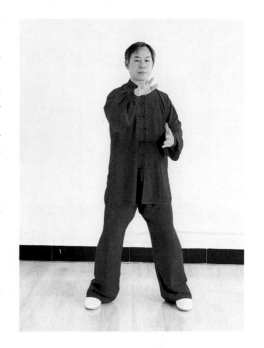

图 6-1-25　左捋势(一)

动作要点:挤势力点在右手背,要有挤压之势。

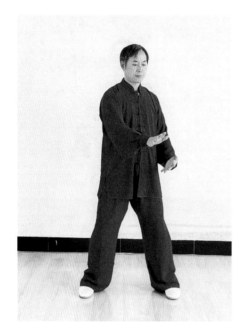 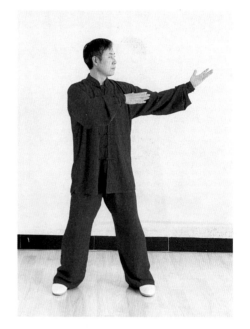

图 6-1-26　左捋势(二)　　　　　图 6-1-27　左捋势(三)

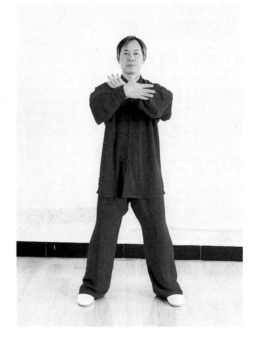

图 6-1-28　右挤势

第十三式：双按势

动作：两掌平抹分开，掌心向下，两掌回收、向下、再向前画弧前推，力达掌根，目视前方（图6-1-29~图6-1-31）。

动作要点：按势意在腰背呈弓形，含胸拔背。

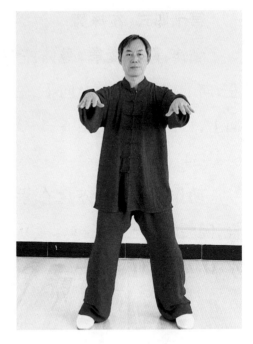

图6-1-29　双按势（一）

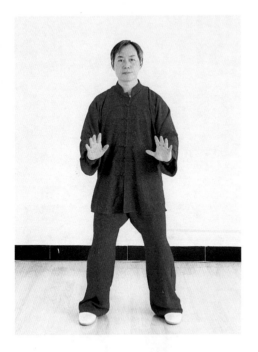

图6-1-30　双按势（二）

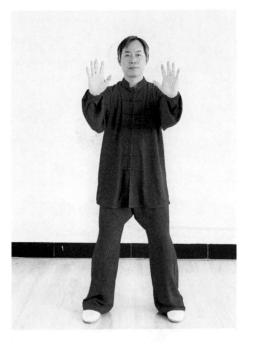

图6-1-31　双按势（三）

第十四式：左採势

动作：两掌变拳，身体左转，向左、向下採拉，左拳心向下，右拳心向上，目视左下方（图6-1-32~图6-1-34）。

动作要点：採势意在手指拿捏，随腰转动顺势下拉。

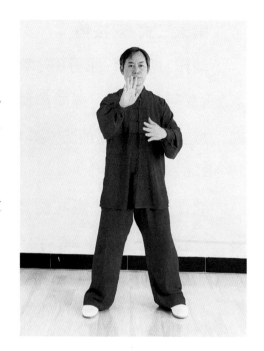

图6-1-32　左採势（一）

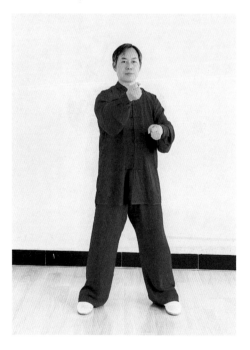

图6-1-33　左採势（二）

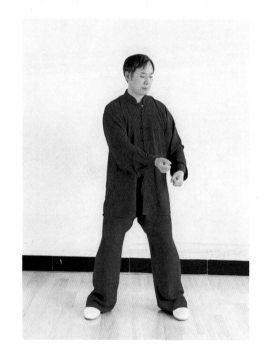

图6-1-34　左採势（三）

第十五式：右捌势

动作：接上式，两拳变掌，向右横捌，身体右转，左掌心向上右掌心向外，目视前方（图6-1-35~图6-1-36）。

动作要点：捌势意在以腰带臂，横向用力。

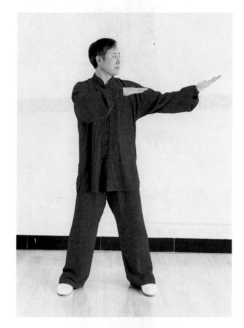

图6-1-35　右捌势（一）

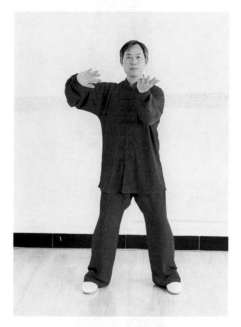

图6-1-36　右捌势（二）

第十六式：右肘势

动作：接上式，右掌变拳，拳眼向上，身体左转，屈臂向前以肘击打，左手附于右臂外侧，目视前方（图6-1-37~图6-1-38）。

动作要点：肘势意在以肘尖为力点攻击，先屈臂再发力。

第十七式：左靠势

动作：接上式，身体右转，左掌变拳，右拳变掌，两臂环绕，左臂撑圆，拳眼向内，用左肩臂向前靠击，右掌收至左肩旁，掌心向左，目视前方（图6-1-39~图6-1-40）。

动作要点：靠势意在以肩臂为力点，利用整个身体前移撞击。

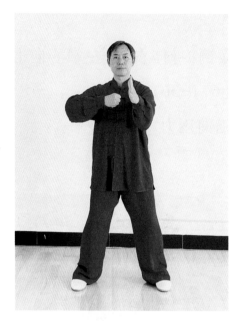

图 6-1-37　右肘势(一)

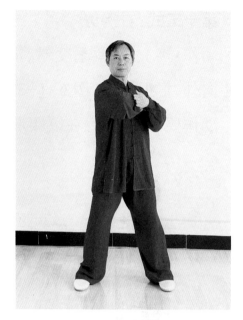

图 6-1-38　右肘势(二)

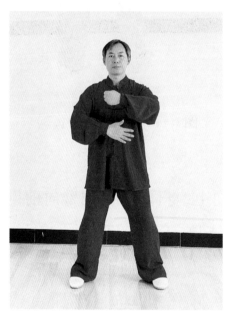

图 6-1-39　左靠势(一)

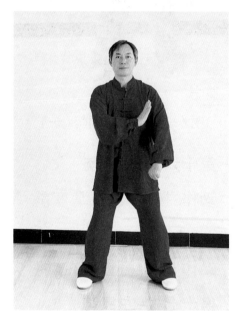

图 6-1-40　左靠势(二)

第十八式:进步左右掤势

动作:身体右转,左拳变掌,两掌相抱,右脚尖外摆,两掌翻转相抱,右掌在上,收左脚向前上步呈弓步,同时左臂向前掤出,右手下按至右胯旁；重心后移，左脚尖外摆，收右脚抱掌，左掌在上，右脚上步呈弓步，同时右臂向前出，左手下按至左胯旁，目视前方（图6-1-41~图6-1-46）。

动作要点：移动重心要平稳、缓慢，上下肢要协调一致。

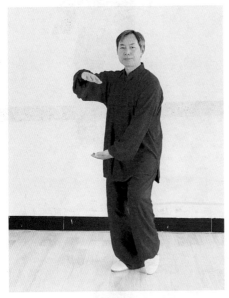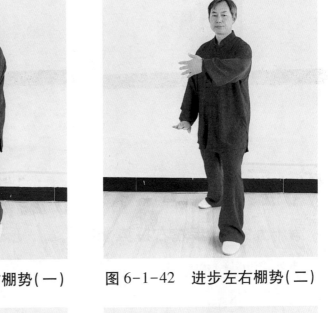

图 6-1-41　进步左右掤势（一）　　图 6-1-42　进步左右掤势（二）

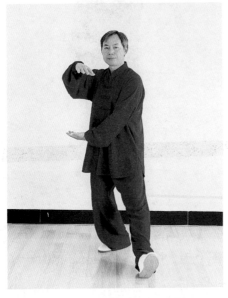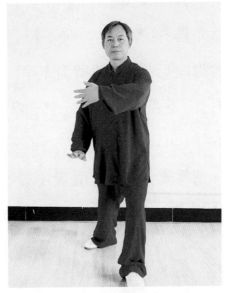

图 6-1-43　进步左右掤势（三）　　图 6-1-44　进步左右掤势（四）

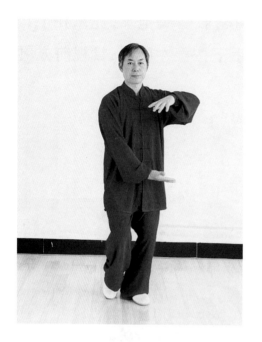

图 6-1-45　进步左右棚势（五）

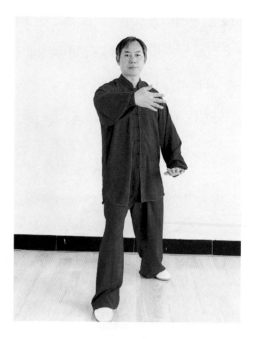

图 6-1-46　进步左右棚势（六）

第十九式：退步左右捋势

动作：两臂向前伸展，右掌心向下，左掌心向上，重心后移，身体左转，两掌向左、向下捋带，提右脚向后撤步，两臂翻转两掌向右、向下捋带。（图 6-1-47～图 6-1-49）

动作要点：撤步位置不要在一条直线上，两臂捋带要以腰为轴。

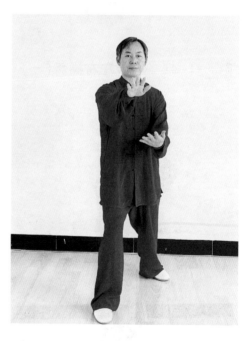

图 6-1-47　退步左右捋势（一）

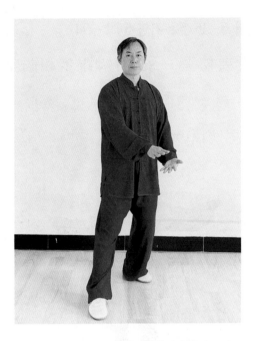

图 6-1-48　退步左右捋势(二)

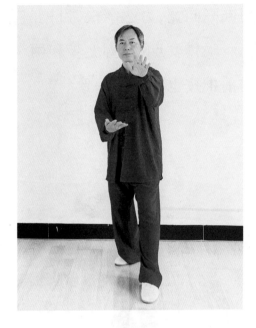

图 6-1-49　退步左右捋势(三)

第二十式:左移步左挤势

动作:左脚向左侧开步,脚掌着地,两掌相搭,左掌在外,右脚跟步,两掌经胸前向左侧发力挤出,目视左侧(图 6-1-50~图 6-1-51)。

动作要点:发力前要蓄劲,以腰带动,跟步与挤出要同时发劲。

第二十一式:左移步双按势

动作:接上式,身体右转,两臂展开,掌心向上。左脚向左上步,脚跟着地,同时两掌展开,右脚跟半步,两掌经肩向前推按,与

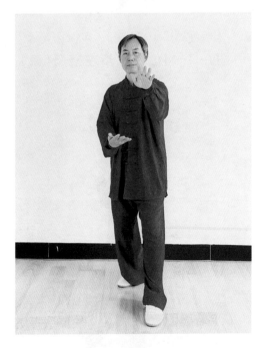

图 6-1-50　左移步左挤势(一)

肩同高同宽,力达掌根,目视前方(图6-1-52~图6-1-54)。

动作要点:左脚上步和两掌展开要协调一致,右脚跟步和两掌向前推按也要协调一致。

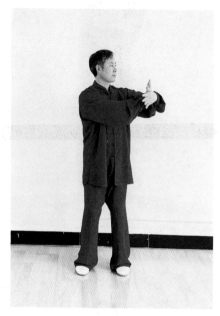

图6-1-51 左移步左挤势(二)

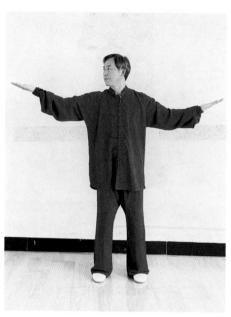

图6-1-52 左移步双按势(一)

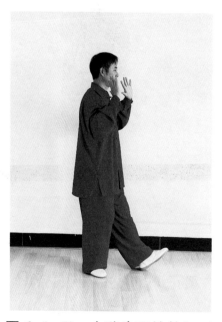

图6-1-53 左移步双按势(二)

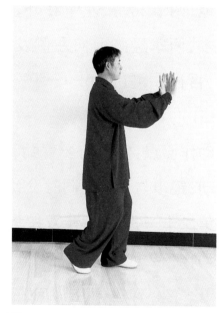

图6-1-54 左移步双按势(三)

第二十二式:右移步右挤势

动作:右脚向右侧开步,脚掌着地,两掌相搭,右掌在外,左脚跟步,两掌经胸前向右侧发力挤出,目视右侧(图6-1-55~图6-1-57)。

动作要点:发力前要蓄劲,以腰带动,跟步与挤出要同时发劲。

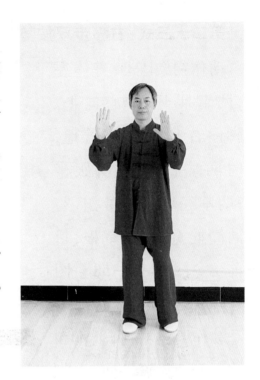

图6-1-55　右移步右挤势(一)

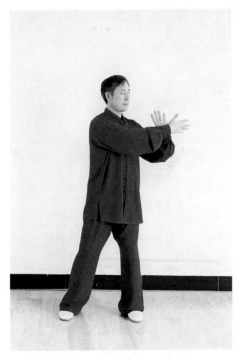

图6-1-56　右移步右挤势(二)

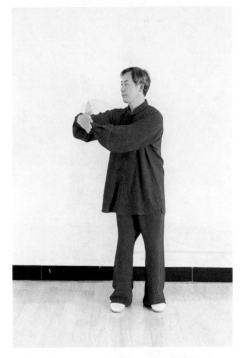

图6-1-57　右移步右挤势(三)

第二十三式:右移步双按势

动作:接上式,身体左转,两臂展开,掌心向上。右脚向右上步,脚跟着地,同时两掌展开,左脚跟半步,两掌经肩向前推按,与肩同高同宽,力达掌根,目视前方(图 6-1-58 ~ 图 6-1-60)。

动作要点:右脚上步和两掌展开要协调一致,左脚跟步和两掌向前推按也要协调一致。

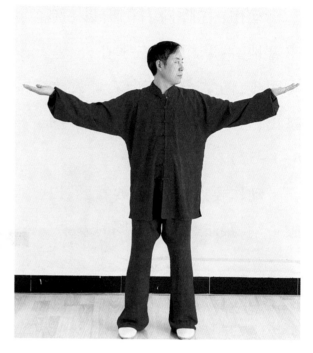

图 6-1-58　右移步双按势(一)

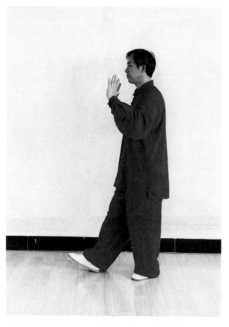

图 6-1-59　右移步双按势(二)

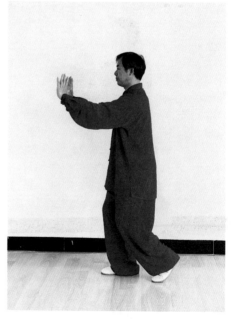

图 6-1-60　右移步双按势(三)

第二十四式:退步左右採势

动作:接上式,身体左转,右脚内扣,左脚向后撤步,两掌变拳,随重心后移,向左、向下採拉,右脚尖翘起,提右脚向后撤步,两臂翻转,两拳向右、向下採拉,目视右下方(图6-1-61~图6-1-63)。

动作要点:重心后移与两手採拉要协调一致,力在十指,提脚时保持中正稳定。

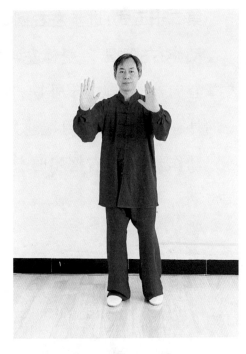

图 6-1-61　退步左右採势(一)

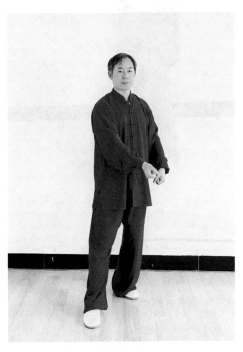

图 6-1-62　退步左右採势(二)

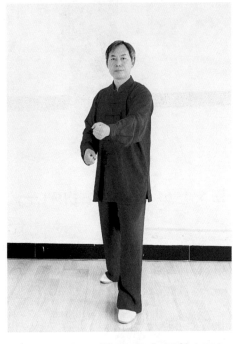

图 6-1-63　退步左右採势(三)

第二十五式:进步左右捯势

动作:左脚摆步,身体左转,两拳变掌,向左横捯,右掌心向上,左掌心向外;右脚上步外摆,身体右转,两臂翻转,向右横捯,右掌心向外,左掌心向上,目视前方(图6-1-64~图6-1-65)。

动作要点:左右摆步时分清虚实,重心移动要平稳,捯劲要以腰带动。

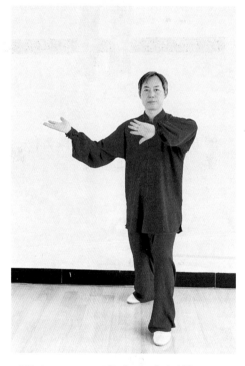 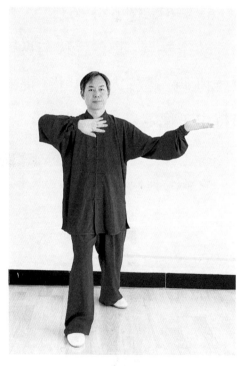

图 6-1-64　进步左右捯势(一)　　图 6-1-65　进步左右捯势(二)

第二十六式:右移步右肘势

动作:左脚收至右脚内侧,右脚向右侧上步,右掌变拳收至右腰侧,右脚尖内扣,左脚跟步,同时右手屈臂向右侧以肘击打,左手附于右臂外侧,目视右肘方向(图6-1-66~图6-1-68)。

动作要点:步法清晰,跟步与肘击发力要协调一致。

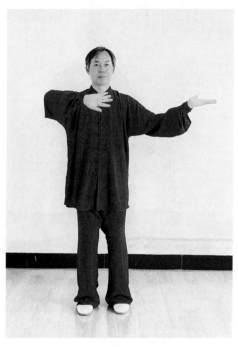

图 6-1-66　右移步右肘势（一）

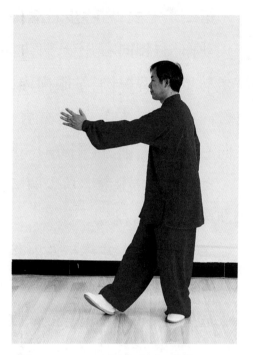

图 6-1-67　右移步右肘势（二）

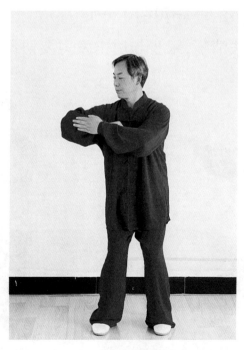

图 6-1-68　右移步右肘势（三）

第二十七式:右移步右靠势

动作:右脚向右开步,脚尖向右,呈半马步,右臂撑圆,拳眼向内,用右肩臂向前靠击,左掌收至右肩旁,掌心向右,目视右前方(图6-1-69)。

动作要点:注意半马步两脚夹角呈90°,重心偏右腿。

第二十八式:左移步左肘势

动作:右脚内扣,身体左转,左脚脚尖先翘起后内扣,左掌变拳收至左腰侧,右拳变掌在胸前伸展,左脚尖

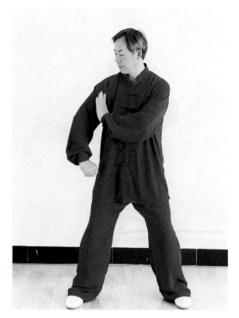

图6-1-69 右移步右靠势

内扣,右脚跟步,同时左手屈臂向左侧以肘击打,右手附于左臂外侧,目视左肘方向(图6-1-70~图6-1-71)。

动作要点:步法清晰,跟步与肘击发力要协调一致。

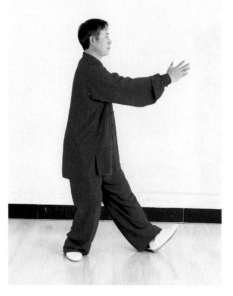

图6-1-70 左移步左肘势(一)

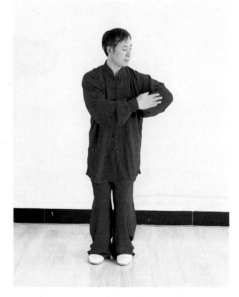

图6-1-71 左移步左肘势(二)

第二十九式：左移步左靠势

动作：左脚向左开步，脚尖向左，呈半马步，左臂撑圆，拳眼向内，用左肩臂向前靠击，右掌收至左肩旁，掌心向左，目视左前方（图6-1-72）。

动作要点：注意半马步两脚夹角呈90°，重心偏左腿。

第三十式：中定左右独立提膝势

动作：左脚尖内扣，左拳变掌，两掌分开，右脚收回半步，脚尖稍外摆，提左膝呈独立势，同时左掌向上挑掌，右掌按至右胯旁；左脚下落至右脚内侧，脚尖稍外摆，提右膝呈独立势，同时右掌向上挑掌，左掌按至左胯旁，目视前方（图6-1-73～图6-1-75）。

动作要点：独立步要中正平稳，提膝高过水平，上挑掌和下按掌形成对拉平衡，配合"起吸落呼"的呼吸节奏。

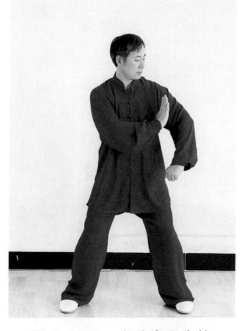

图6-1-72 左移步左靠势

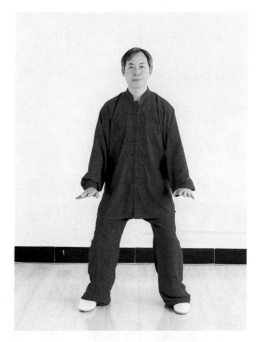

图6-1-73 中定左右独立提膝势（一）

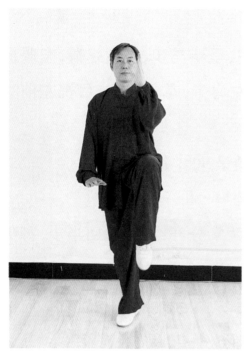
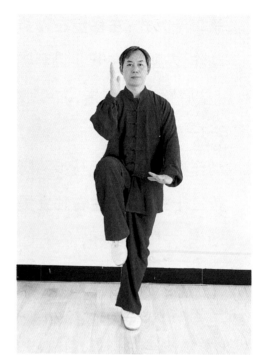

图 6-1-74　中定左右独立提膝势(二)　图 6-1-75　中定左右独立提膝势(三)

第三十一式:十字手

动作:右脚下落,左脚内扣,两脚与肩同宽,平行站立,两臂相合于胸前,左掌在外,两掌掌心均向上,目视前方(图 6-1-76)。

动作要点:两臂有外撑之劲,屈膝松垮,沉肩坠肘。

第三十二式:收势

动作:两臂翻转,平抹分开,掌心向下,缓缓下落收至大腿两侧,同时身体慢慢直立,左脚收至右脚

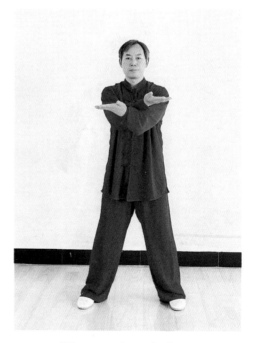

图 6-1-76　十字手

内侧,目视前方(如图6-1-77~图6-1-80)。

　动作要点:收势和起势有所不同,意识内敛,周身放松。

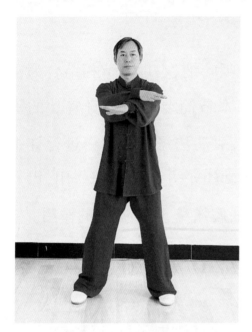

图6-1-77　收势(一)

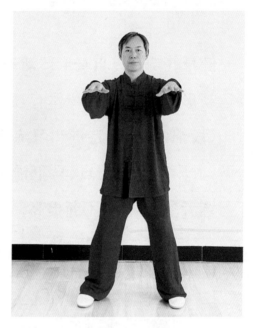

图6-1-78　收势(二)

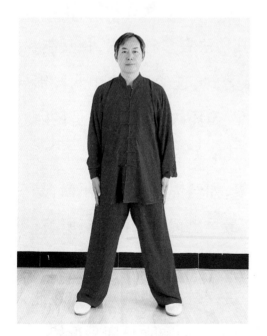

图6-1-79　收势(三)

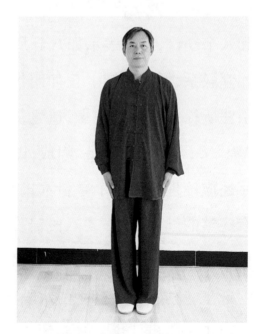

图6-1-80　收势(四)

第二节　八段锦

健身气功是以自身形体活动、呼吸吐纳、心理调节相结合为主要运动形式的民族传统体育项目。本节简要介绍健身气功的一种,八段锦的源流、特点和习练要领,对功法每一个动作进行详细分解,并附有动作要点、易犯错误及其纠正方法和功理作用,以利于习练者参考对照,不断提高,起到祛病强身、延年益寿的作用。

一、八段锦的源流

"八段锦"是我国古代的导引术,健身效果明显,流传广泛,是中华传统养生文化中的瑰宝。"八段锦"的"八"字,不是单指段、节和八个动作,而是表示如八卦那样,其功法有多种要素,相互制约,相互联系,循环运转。正如明代高濂著的《遵生八笺》中八段锦导引法所提:"子后午前做,造化合乾坤。循环次第转,八卦是良因。""锦"字,是由"金""帛"组成,以表示其精美华贵。除此之外,"锦"字还应该理解为单个导引术式的汇集,如丝锦那样连绵不断,是一套完整的健身方法。"八段锦"之名,最早出现在宋代洪迈所著《夷坚志》一书中。据该书记载:"政和七年,李似矩为起居郎尝以夜半时起坐,嘘吸按摩,行所谓八段锦者。"这些记述说明八段锦在北宋时已流传于世。这一时期的八段锦分为坐势和立势两种形式。对于坐势八段锦有两种说法,一种学说为唐钟离(权)创编,首见于

《修真十书》,题为《钟离八段锦法》,此书收入《明征正统道藏》第122~131 册,持此学说最早为宋代曾慥《道枢·众妙篇·临江仙》注中记述:"钟离(权)先生八段锦,吕公(洞宾)手书石壁上,因传于世。"另一种学说为明仙《活人心书》,称之为"八段锦导引法"。此两种学说在歌诀图势上基本相同。在发展过程中还有一些比较有影响力的功法,如明代高濂著《遵生八笺》中的《八段锦导引法》、清代席锡器集《八段锦内功图说》、清代光绪要杰集《八段锦坐立功图说》中的"八段铺坐功"。乾隆年间,徐文将八段收入其所编的《寿世传真》,易名十二段。咸丰年间,潘圆据徐氏本并略为增删,编入《卫生要术》。光绪年间,王祖源改《卫生要术》为《内功图说》流行于世。以下对立势八段锦的源流进行重点介绍。

立势八段锦在养生文献上首见于南宋曾愤著的《道枢·众妙篇》中:"仰掌上举以治焦者也;左肝右肺如射雕焉;东西独托,所以安其脾胃矣;返复面顾,所以理其伤劳矣;大小朝天,所以通其五脏矣;咽津补气,左右挑其于;摆鳝之尾,所以祛心之疾矣;左右手以攀其足,所以治其腰矣。"这一时期的"八段锦"亦未定名,其文字也尚未歌诀化。而在南宋陈元靓编《事林广记·修身秘旨》中,定名为"吕真人安乐法",其文已歌诀化:"昂首仰托顺三焦;左肝右肺如射雕;东脾单托兼西胃;五劳回顾七伤调;鳝鱼摆尾通心气;两手搬脚定于腰;大小朝天安五脏;激津咽纳指双挑。"明代《道藏·灵剑子引导子午记》一书所载,金元时期的"八段锦",其文字仍为七言歌诀:"仰托一度理三焦;左肝右肺如射雕;东肝单托西通肾;五劳回顾七伤调;游鱼摆尾通心脏;手攀双足理于腰;次鸣天鼓三十六;

两手掩耳后头敲。"其内容有两处改为"次鸣天鼓三十六；两手掩耳后头敲"，这显然是由"坐势八段锦"中的"左右鸣天鼓；二十四度闻"演化而来。此书的引导就是导引，子午是指在半夜和中午时习练。立势"八段锦"到了明清时代有了很大的发展，并得到了广泛传播。在清末《新出保身图说八段锦》一文中，首次以八段锦为名，并绘有图像，形成一个较完整的套路。其歌诀为："两手托天理三焦，左右开弓似射雕；调理脾胃须单举，五劳七伤往后瞧；摇头摆尾去心火；背后七颠百病消；攒拳怒目增气力；两手攀足固肾腰。"从此传统八段锦套路才被固定下来。立势八段锦在流传中也出现了许多流派。如清代山阴娄杰述八段锦立功，其歌诀为："手把碧天擎，雕弓左右鸣；鼎凭单臂举，剑向半肩横；擒纵如猿捷，威严似虎狞；更同飞燕急，立马告功成。"另外，还有《易筋经外经图说·外壮练力奇验图》(清·佚名)、《八段锦体操图12式》等。这类八段锦都出于释门，僧人把它作为武术基本功练习。

新中国成立后，党和政府对民族传统体育项目非常重视，20世纪50年代后期，人民体育出版社先后出版了唐豪、马风阁等人编著的《八段锦》，后又组织了八段锦编写小组，对传统八段锦进行了整理出版。由于政府的重视和练习群体逐年增多，20世纪70年代末到80年代初，八段锦作为民族传统体育项目开始进入大专院校课程，并在理论上有了很大的发展，丰富了"八段锦"的内涵。这一时期出现了许多八段锦自选套路，但其技术发展主干并没有脱离传统八段锦。现在编创的八段锦同样是以传统八段锦为依据，并遵照编创原则使其与时俱进，更加科学和规范。立势八段锦在流传中有人把它分为南北两派。在行功时动作柔和,多采用站势动作的称为南派,并附会为梁士昌所传;把动作多马步,以刚为主的称为北派,附会为岳飞所传。从文献和动作上考察,不论是南派还是北派都同出一源,其中传人更无文字可考证。

八段锦究竟何人、何时所创,今尚无定论。南宋藏书家晁公武所撰《郡斋读书志》记载:"八段锦一卷,不提撰人,吐故纳新之快也。"宋末元初史学家马端临编《文献通考》中所记与《郡斋读书志》相同。从湖南长沙马王堆三号墓出土的《导引图》可以看到,至少有4幅图势与八段锦图势中的"调理脾胃须单举""双手攀足固肾腰""左右开弓似射雕""背后七颠百病消"相似。在南北朝时期陶弘景所辑录的《养性延命录》也可以看到类似的一些动作图势。如"狼距鸱顾,左右自摇曳"与"五劳七伤往后瞧"、"顿踵三还"与"背后七颠百病消"、"左右挽弓势"与"左右开弓似射雕"、"左右草托天势"与"调理脾胃须单举"和"两手前筑势"与"攒拳怒目增力气"等动作都相似。这说明八段锦与《导引图》以及《养性延命录》中的动作有着密切的关系,是一脉相承的。通过对立势八段锦的源流考查,可以得到如下的认识。

传统八段锦流传年代应早于宋代,在明清时期有了较大发展。传统八段锦创编人尚无定论,是历代养生学家和练习者共同智慧的结晶。清末以前的八段锦以肢体运动为主,是一种传统的导引术,流传到今天其内涵发生了很大变化,现称为传统健身气功。八段锦无论是南派、北派或是文武不同的练法,都同出一源,在流传中相互渗透,逐渐趋向一致。

二、功法特点

八段锦的特点,体现在套路的运动强度和动作的编排次序符合运动学和生理学的规律,属于典型的有氧运动,无危险性。整套功法增加了预备势和收势使套路更加完整规范,符合人体运动规律。动作的主要特点可概括为:柔和缓慢,圆活连贯;松紧结合,动静相兼;神与形合,气寓其中。

(一)柔和缓慢,圆活连贯

柔和,是指练习时动作不僵不拘,轻松自如,舒展大方。缓慢,是指身体重心平稳,虚实分明,轻飘徐缓。柔和缓慢的运动,可使肌纤维参加活动的数量增多,实际上是加大了运动量,提高了运动强度。实验表明,较长时间的柔缓运动,可使血小板黏度下降,减少血栓的形成。圆活,是指动作路线要带有弧形,不起棱角,不直来直往,符合人体各关节自然弯向的状态。它是以腰脊为轴带动四肢运动,使上下相随、节节贯穿。连贯,是要求动作的虚实变化和姿势的转换衔接不僵不滞,无停顿断续之处。动作速度均匀,既像行云流水连绵不断,又如春蚕吐丝相连无间,使人神清气爽、体态安详,从而获得疏通经络,畅通气血,达到有病治病、无病强身之效果。

(二)松紧结合,动静相兼

放松,是练好八段锦的前提。它不仅限于肌肉、关节的放松,而且要求神经系统、内脏器官都同时放松。它是在意识的主动支配下,达到呼吸柔和、心静体松,同时还要松而不懈,保持正确的姿态,并将这种放松的程度不断加深。紧,是指练习中适当用力,且缓慢进行。它体现在节分处前一动作的结束与下一动作的开始之前,如"双手托天理三焦"的上托动作、"左右弯弓似射雕"的马步拉、"调理脾胃须单举"的上举、"五劳七伤往后瞧"的转头旋臂、"摇头摆尾去心火"的马步、"两手攀足固肾腰"的旋臂卷指与攀足动作、"攒拳怒目增气力"的冲拳与抓握、"背后七颠百病消"的脚趾抓地与提肛动作等都体现了这一点。紧,在动作中只是一瞬间,而放松是贯穿动作的始终。松紧配合适度,有助于平衡阴阳、疏通经络、分解黏滑、滑利关节、活血化瘀、强筋壮骨、增强体质。动和静是精神与形体动作的有机结合,形动则神易静、静极而生动,动静结合相得益彰。在这里动与静主要是指身体动作的外在表现。这种"动"完全是在意念引导下,使动作轻灵活泼、节节贯穿、舒适自然。静,是指练习中在动作的节分处做到沉稳,特别是在前面所讲8个动作的缓慢用力之处,在外观上看要略有停顿之感,但内劲没有停,肌肉继续用力,保持牵引伸拉。只有适当地用力和延长作用时间,才能使相应的部位受到一定强度的刺激,提高锻炼效果。松紧结合、动静相兼是八段锦的主要风格特点,在练习中应仔细描摹,认真领会。

(三)神与形合,气寓其中

神,是指人体的精神状态和正常的意识活动及在意识支配下的形体表现。"神为形之主,形乃神之宅。"可见神与形是不可分割、相互联系、互相促进的一个整体。自古以来,善养生者无不讲究"形神共养",主张"性命双修"。在练习八段锦时,要求做到意动形随、神形兼备、内实精神、外示安逸、中正安舒、方法准确、虚实相生、刚柔相济、上下相随、节节贯穿,使整套动作充满对称与和谐。

气寓其中,是人体生命运动的必然。气是构成人体生命的精微物质,如水谷之气、呼吸之气、脏腑和经络之气等。根据现代科学的认识,"气是多种物质和能量的综合体,气概括了机体全部活动的功能",不可理解为单一的调息。通过精神的修养和形体的锻炼,即可促进真气在体内运行,达到强身健体之功效。在练习八段锦时,对意念的要求应放在身体姿态、动作规格和技术要领上,呼吸宜顺畅,不可强吸硬呼。

总之,对意念和呼吸的锻炼都应建立在顺其自然的基础上,以免产生弊病。

三、练功要领

目前社会上流行的气功有上千种之多,虽然其方法、风格各异,但其练功的要领基本上是相同的。掌握了练功要领有助于提高练功的质量,避免不良反应或偏差。八段锦的练功要领,主要有松静自然、准确灵活、练养相兼和循序渐进。

(一)松静自然

松静自然既是练功的基本要领,也是一个根本法则。松,是指精神与形体两方面的放松。精神的放松,主要是解除心理和生理上的紧张状态;形体上的放松,是指关节、肌肉及脏腑的放松。放松是由内到外、由浅到深的一个锻炼过程,使意念、形体、呼吸轻松舒适无紧张之感。静,是指思想和情绪要平稳安宁,排除一切杂念。放松与入静是相辅相成的,入静可以促进放松,而放松又有助于入静,二者缺一不可。

自然,是指意念、呼吸、形体都要顺其自然。意念自然可理解为"似守非守,绵绵若存",过于用意会造成气滞血瘀,导致精神紧张;呼吸自然要掌握莫忘莫助,不能硬吸硬呼;形体自然要合于法,一动一势要准确规范。需要指出的是,这里所说的自然决不能理解为听其自然、任其自然,而是指"道法自然"。

(二)准确灵活

准确,主要是指练功时的姿势与方法要正确,合乎规格。在学习初始阶段,基本身形的锻炼最为重要,这如同盖房子筑地基一样,要做到扎实稳固。八段锦的基本身形,通过套路的预备势进行站桩锻炼即可。对站桩的时间和强度应根据身体的状况灵活掌握。在这一练习过程中,要认真体会身体各部的要求和要领,克服关节肌肉的酸痛等不良反应。为放松入静、调心、调息创造先决条件,为学习套路打好基础。在套路的学练中,要分辨清楚动作的路线、方位、角度、虚实松紧,做到姿势工整、方法准确。灵活,是指习练中在做到方法准确的前提下,对动作的幅度、姿势的高低、用力的大小、练习的数量、意念的运用、呼吸的调整,根据自身情况灵活掌握,不可照搬或强求。总之,准确灵活,即古人所说"神明变化出乎规矩之外,又不离乎规矩之中,所谓从心所欲而不助矩"。

（三）练养相兼

练，是指形体运动，呼吸调节与意念运用有机结合的锻炼过程；养，是通过上述练习，身体出现的轻松舒适、呼吸柔和、意守绵绵的静养状态。八段锦的练习，在要求动作姿势工整、方法准确的同时，要根据自己的身体情况，调整好姿势的高低和用力的大小，对有难度的动作，一时做不好的，可逐步完成。在学习动作期间，应采取自然呼吸，待动作熟练后可结合动作的升降、开合和呼吸频率，有意识地进行锻炼，最后达到不调而自调。在最初练习时意念应放在动作的规格、要点上，动作熟练后要遵循莫忘莫助、似守非守、绵绵若存的原则进行练习。练与养是相互并存的，不可截然分开，应练中有养、养中有练。要合理安排好练习的时间、数量，把握好强度，处理好意、气、形三者的关系。

从广义上讲，练养相兼，同日常生活也有着密切的关系，能做到"饮食有节、起居有常"，保持积极向上的乐观情绪，有助于增进身心健康，提高练功效果。

（四）循序渐进

循序渐进，是气功锻炼中必须遵循的一个原则。人们在学习和掌握一种技能时，大体要经历泛化、分化和自动化三个阶段。学习气功更是如此。在练功的初期，首先是要克服由于练习而给身体带来的诸多不适，如肌肉关节酸痛、动作僵硬、手脚配合不协调等，经过一段时间的练习，姿势趋于工整，方法更加准确，对动作的要领体会加深，注意到了动作的细节，动作连贯性与控制能力得到提高,然后在此基础上才能对呼吸进一步提出要求。练功一般都是采用腹式呼吸,在掌握了呼吸方法后,要注意同动作进行配合,这同样也存在一个适应和锻炼的过程。最后才能达到动作、呼吸、意念的完美结合。

练功者由于体质状况及对功法的掌握与练习上存在差异,所以在练功效果上也不尽相同。功效是在科学练功方法的指导下,随着时间和练习数量的积累而逐步体现的。因此,练习者不能急于求成,更不能"三天打鱼,两天晒网",要持之以恒、循序渐进、合理安排好运动量,才能取得良好的锻炼效果。

四、八段锦口诀

双手托天理三焦,左右开弓似射雕;

调理脾胃须单举,五劳七伤往后瞧;

摇头摆尾去心火,双手攀足固肾腰;

攥拳怒目增气力,背后七颠百病消。

五、练习时的注意事项

对于初学者来说,在练习中首先要抓好基本身形。如基本身形有错误就会给人感觉处处别扭,因为身形贯穿于形体活动的始终。正如古语云,"形不正则气不顺,气不顺则意不宁,意不宁则气散乱",可见抓好基本身形的重要性。当学会功法后,应进一步在动作的规格要领上下功夫,力求做到动作准确,要领得法,姿势优美,动作大方。因为会做并不等于做得对,需要有一个反复练习提高的过程。经过一段时间的练习,动作开始由紧变松,由松变沉,由沉变稳,功夫逐渐上升。此时,应该把形体活动的重点放在如何突出功法的风格特点上,做到柔和缓慢,圆活连贯,松紧结合,动静相兼,神与形合,气寓其中。经过时间的磨合,长久的锻炼,必将达到最好的效果。

六、基本手形

1. 拳

拇指抵掐无名指根节内侧,其余四指屈拢收于掌心(即握固,图6-2-1)。

2. 掌

掌一,五指微屈,稍分开,掌心微含(图6-2-2);掌二,拇指与食指竖直分开呈"八"字状,其余三指第一、二指节屈收,掌心微含。(图6-2-3)

3. 爪

五指并拢,拇指第一指节,其余四指第一、二指节屈收扣紧,手腕伸直。(图6-2-4)

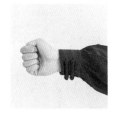 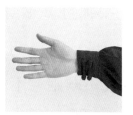 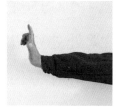 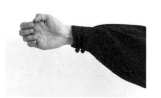

图6-2-1 拳　图6-2-2 掌一　图6-2-3 掌二　图6-2-4 爪

七、基本步形

1. 并步

两脚并拢,身体直立,两臂垂于体侧,头正颈直,目视前方。(图 6-2-5)

2. 开步

横向开步站立,两脚内侧与肩同宽,两脚尖朝前;头正颈直,目视前方。(图 6-2-6)

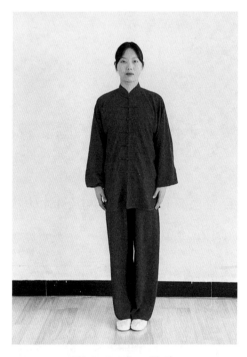

图 6-2-5　并步

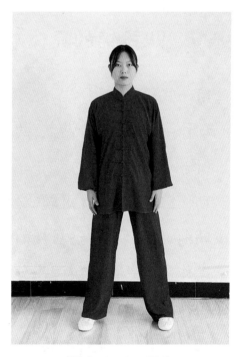

图 6-2-6　开步

3. 马步

开步站立,两脚间距约为本人脚长的 23 倍,屈膝半蹲,大腿略高于水平,两脚外撑。(图 6-2-7)

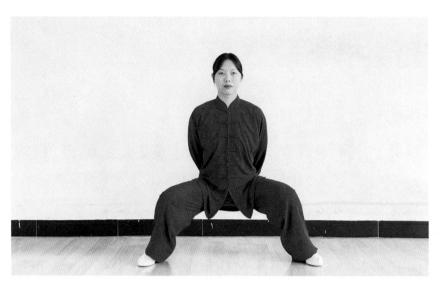

图 6-2-7　马步

八、八段锦的具体功法

第一式:预备势

动作一:两脚并步站立;两臂自然垂于体侧;身体中正,目视前方。(图 6-2-8)

动作二:随着松腰沉髋,身体重心移至右腿;左脚向左侧开步,脚尖朝前,约与肩同宽;目视前方。(图 6-2-9)

动作三:两臂内旋,两掌分别向两侧摆起,约与髋同高,掌心向后;目视前方。(图 6-2-10)

动作四:上身保持不动。两腿膝关节稍屈;同时,两臂外旋,向前合抱于腹前呈圆弧形,与脐同高,掌心向内,两掌指间距离约 10 厘米;目视前方。(图 6-2-11)

动作要点:

(1)头向上顶,下颏微收,双唇轻闭;沉肩坠肘,腋下虚掩;胸部宽舒,腹部松沉;收髋敛臂,上体中正。

（2）呼吸徐缓,气沉丹田,调息6~9次。

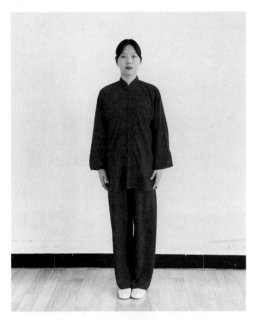

图6-2-8　预备势(一)

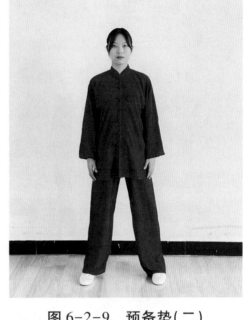

图6-2-9　预备势(二)

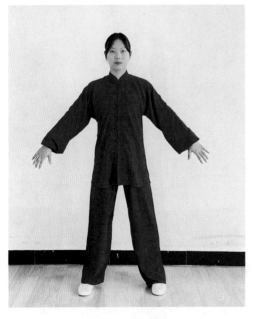

图6-2-10　预备势(三)

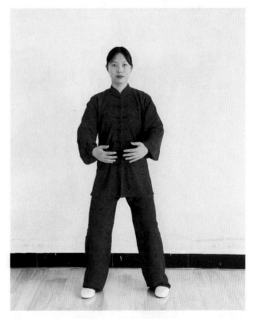

图6-2-11　预备势(四)

易犯错误:

(1)抱球时,大拇指上翘,其余四指斜向地面。

(2)塌腰,跪腿,八字脚。

纠正方法:

(1)沉肩,垂肘,指尖相对,大拇指放平。

(2)收髋敛臀,命门穴放松;膝关节不超越脚尖,两脚平行站立。

功能与作用:宁静心神调整呼吸,内安五脏,端正身形,从精神与肢体上做好练功前的准备。

第二式:两手托天理三焦

动作一:接上式。两臂外旋微下落,两掌五指分开在腹前交叉,掌心朝上;目视前方。(图6-2-12)

动作二:上动不停。两腿徐缓挺膝伸直;同时,两掌上托至胸前,随之两臂内旋向上托起,掌心向上;抬头,目视两掌。(图6-2-13)

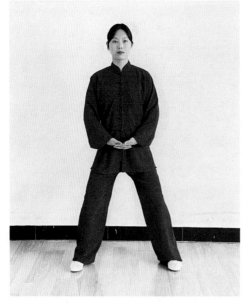 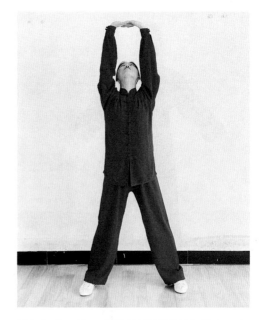

图6-2-12 两手托天理三焦(一)　　图6-2-13 两手托天理三焦(二)

动作三:上动不停。两臂继续上托,肘关节伸直;同时,下颏内收,动作略停;目视前方。(图6-2-14)

动作四:身体重心缓缓下降;两腿膝关节微屈;同时,十指慢慢分开,两臂分别向身体两侧下落,两掌捧于腹前,掌心向上;目视前方。(图6-2-15)本式托举、下落为一遍,共做六遍。

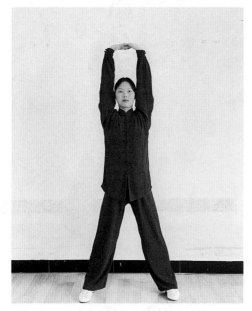
图6-2-14 两手托天理三焦(三)

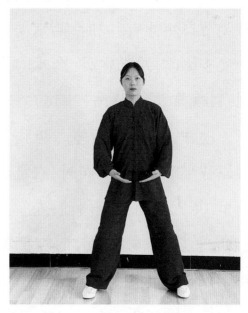
图6-2-15 两手托天理三焦(四)

动作要点:

(1)两掌上托要舒胸展开,略有停顿,保持伸直。

(2)两掌下落,松腰沉髋,沉肩坠肘,松腕舒指,上体中正。

易犯错误:两掌上托时,抬头不够,继续上举时松懈断劲。

纠正方法:两掌上托,舒胸展体缓慢用力,下颏先向上助力,再内收配合两掌上撑,力在掌根。

功理与作用:

(1)通过两手交叉上托,缓缓用力,保持伸拉,可使"三焦"通畅、气血调和。

（2）通过拉长躯干与上肢各关节周围的肌肉、韧带及关节软组织，对防治肩部疾患、预防颈椎病等具有良好的作用。

第三式：左右开弓似射雕

动作一：接上式。身体重心右移；左脚向左侧开步站立，两腿膝关节自然伸直；同时，两掌向上交叉于胸前，左掌在外，两掌心向内；目视前方。（图6-2-16）

动作二：上动不停。两腿徐缓屈膝半蹲呈马步；同时，右掌屈指呈"爪"，向右拉至肩前；左掌呈"八"字掌，左臂内旋，向左侧推出，与肩同高，坐腕，掌心向左，犹如拉弓射箭之势；动作略停；目视左掌方向。（图6-2-17）

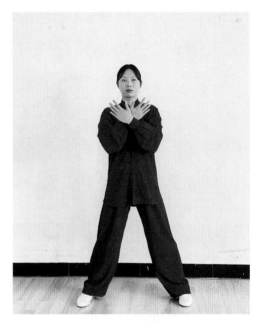

图6-2-16 左右开弓似射雕（一）

动作三：身体重心右移；同时，右手五指伸开成掌，向上、向右画弧，与肩同高，指尖朝上，掌心斜向前；左手指伸开成掌，掌心斜向后；目视右掌。（图6-2-18）

动作四：上动不停。重心继续右移；左脚回收呈并步站立；同时，两掌分别由两侧下落，捧于腹前，指尖相对，掌心向上；目视前方。（图6-2-19）

动作五至动作八：同动作一至动作四，唯左右相反。

本式一左一右为一遍，共做三遍。

第三遍最后一个动作时，身体重心继续右移；右脚回收呈开步站立，与肩同宽，膝关节微屈；同时，两掌分别由两侧下落，捧于腹前，指尖相对，掌心向上；目视前方（图6-2-20）。

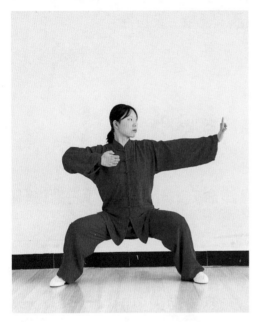

图6-2-17　左右开弓似射雕（二）

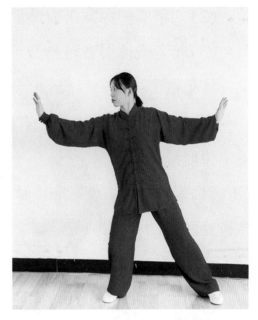

图6-2-18　左右开弓似射雕（三）

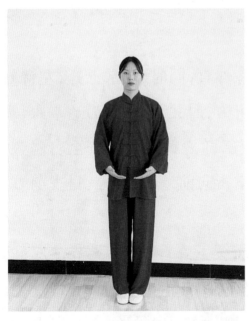

图6-2-19　左右开弓似射雕（四）

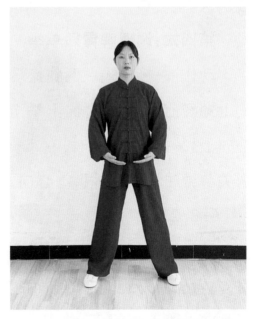

图6-2-20　左右开弓似射雕（五）

动作要点:

(1)侧拉之手五指要并拢屈紧,肩臂放平。

(2)八字掌侧撑须沉肩坠肘,屈腕,竖指,掌心涵空。

(3)年老或体弱者可自行调整马步的高度。

易犯错误:端肩,弓腰,八字脚。

纠正方法:沉肩坠肘,上体直立,两脚跟外撑。

功理与作用:

(1)展肩扩胸,可刺激督脉和背部俞穴;同时刺激手三阴三阳经等,可调节手太阴肺等经络之气。

(2)可有效发展下肢肌肉力量,提高平衡和协调能力;同时,增加前臂和手部肌肉的力量,提高手腕关节及指关节的灵活性。

(3)有利于矫正不良姿势,如驼背及肩内收,能很好地预防肩颈疾病。

第四式:调理脾胃须单举

动作一:接上式。两腿徐缓挺膝伸直;同时,左掌上托,左臂外旋上穿经前面,随之臂内上举至头上方,肘关节微屈,力达掌跟,掌心向上,掌指向右;同时,右掌微上托,随之臂内旋下按至右髋旁,肘关节微屈,力达掌根,掌心向下,掌指向前,动作略停;目视前方。(图6-2-21)

动作二:松腰沉髋,身体重心缓缓下降;两腿膝关节微屈;同时,左臂屈肘外旋,左掌经面前下落于腹前,掌心向上;右臂外旋,右掌向上捧于腹前,两掌指尖相对,相距约10厘米,掌心向上;目视前方。(图6-2-22)

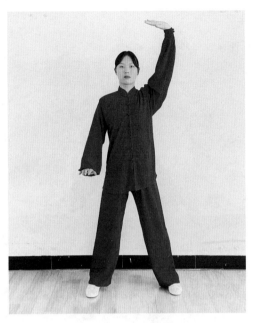

图 6-2-21　调理脾胃须单举（一）

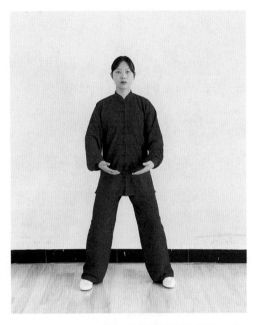

图 6-2-22　调理脾胃须单举（二）

动作三至动作四：同动作一、二，唯左右相反（图 6-2-23、图 6-2-24）。

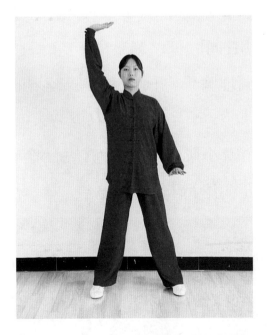

图 6-2-23　调理脾胃须单举（三）

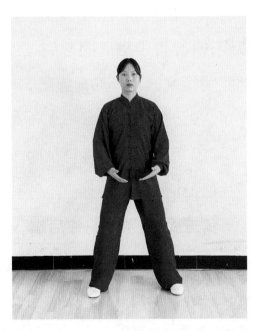

图 6-2-24　调理脾胃须单举（四）

本式一左一右为一遍,共做三遍。

第三遍最后一个动作时,两腿膝关节微屈;同时右臂屈肘,右掌下按于右髋旁,掌心向下,掌指向前,目视前方(图6-2-25)。

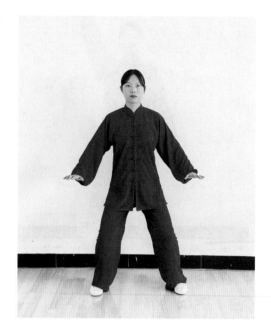

图 6-2-25　调理脾胃须单举(五)

动作要点:力达掌根,上撑下按,舒胸展体,按长腰脊。

易犯错误:掌指方向不正,肘关节没有弯曲度,上体不够舒展。

纠正方法:两掌放平,力在掌根,肘关节稍屈,对拉拔长。

功理与作用:

(1)通过左右上肢一松一紧地上下对拉(静力牵张),可以牵拉腹腔,对脾胃中焦肝胆起到按摩作用;同时可以刺激位于腹、胸胁部相关经络以及背部俞穴等,达到调理脾胃(肝胆)和脏腑经络的作用。

(2)可使脊柱内各脊椎的小关节及小肌肉得到锻炼,从而增强脊柱的灵活性与稳定性,有利于预防和治疗肩颈疾病。

第五式:五劳七伤往后瞧

动作一:接上式。两腿徐缓挺膝伸直;同时,两臂伸直,掌心向后,指尖向下,目视前方。(图6-2-26)然后上动不停。两臂充分外旋;头向左后转,动作略停;目视左斜后方。(图6-2-27)

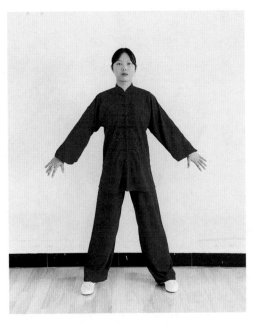

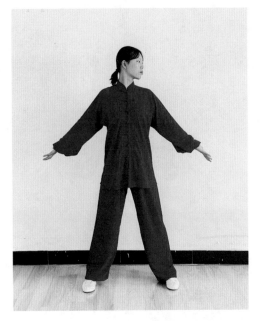

图 6-2-26　五劳七伤往后瞧（一）　　图 6-2-27　五劳七伤往后瞧（二）

动作二：松腰沉髋，身体重心缓缓下降；两腿膝关节微屈；同时，两臂内旋按于髋旁，掌心向下，指尖向前；目视前方。（图 6-2-28）

动作三：同动作一，唯左右相反。

动作四：同动作二。

本式一左一右为一遍，共做三遍。

第三遍最后一个动作时，两腿膝关节微屈；同时，两掌捧于腹前，指尖相对，掌心向上；目视前方。（图 6-2-29）

动作要点：

（1）头向上顶，肩向下沉。

（2）转头不转体，旋臂，两肩后张。

易犯错误：上体后仰，转头与旋臂不充分或转头速度太快。

纠正方法：下颏内收，转头与旋臂幅度宜大，速度均匀。

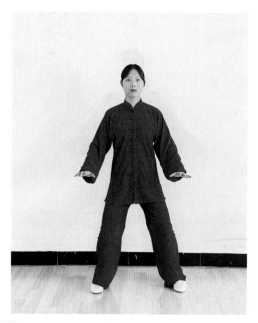
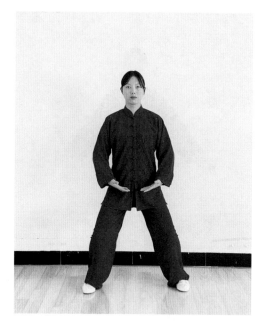

图 6-2-28 五劳七伤往后瞧（三）　　图 6-2-29 五劳七伤往后瞧（四）

功理与作用：

（1）"五劳"指心、肝、脾、肺、肾五脏劳损；"七伤"指喜、怒、悲、忧、恐、惊、思七情伤害。本式动作通过上肢伸直外旋扭转的静力牵张作用，可以扩张牵拉胸腔内的脏腑。

（2）本式动作中往后瞧的转头动作，可刺激颈部大椎穴，达到防治"五劳七伤"的目的。

（3）可增强颈部及肩关节周围参与运动肌群的收缩力，增加颈部运动幅度，活动眼肌，预防眼肌疲劳及肩、颈与背部疾患。同时，改善颈部及脑部的血液循环。

第六式：摇头摆尾去心火

动作一：接上式。身体重心左移；右脚向右开步站立，两腿膝关节自然伸直；同时，两掌上托与胸同高时，两臂内旋，两掌继续上托至头上方，肘关节微屈，掌心向上，指尖相对；目视前方。（图 6-2-30）

动作二:上动不停。两腿徐缓屈膝半蹲,呈马步;同时,两臂向两侧下落,两掌扶于膝关节上方,肘关节微屈,小指侧向前;目视前方。(图6-2-31)

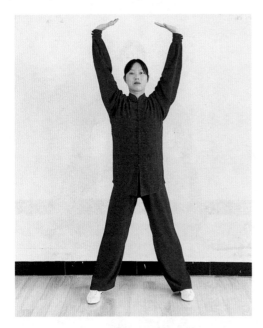

图6-2-30　摇头摆尾去心火(一)

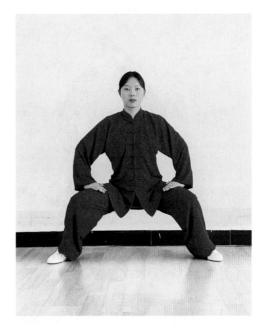

图6-2-31　摇头摆尾去心火(二)

动作三:身体重心向上稍升起,而后右移;上体先向右倾,随之俯身;目视右脚。(图6-2-32)

动作四:上动不停。身体重心左移;同时,上体由右向前、向左旋转;目视右下方。(图6-2-33)

动作五:身体重心右移,呈

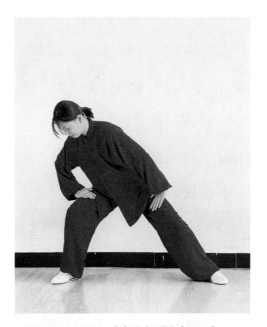

图6-2-32　摇头摆尾去心火(三)

马步;同时,头向后摇,上体立起,随之下颏微收;目视前方。(图 6-2-34)

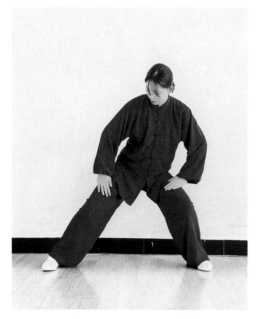
图 6-2-33　摇头摆尾去心火(四)

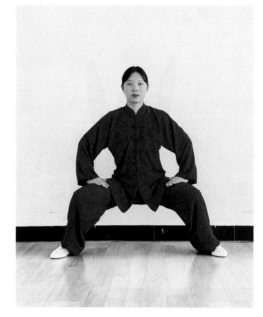
图 6-2-34　摇头摆尾去心火(五)

动作六至动作八:同动作三至动作五,唯左右相反。

本式一左一右为一遍,共做三遍。

做完三遍后,身体重心左移,右脚回收呈开步站立,与肩同宽;同时,两掌向外经侧上举,掌心相对;目视前方(图 6-2-35)。随后松腰沉髋,身体重心缓缓下降。两腿膝关节微屈;同时屈肘,两掌经面前下按至腹前,掌心向下,指尖相对;目视前方。(图 6-2-36)

动作要点:

(1)马步下蹲要收髋敛臀,上体中正。

(2)摇转时,颈部与尾闾对拉伸长,好似两个轴在相对运转,速度应柔和缓慢,动作圆活连贯。

(3)年老或体弱者要注意动作幅度,不可强求。

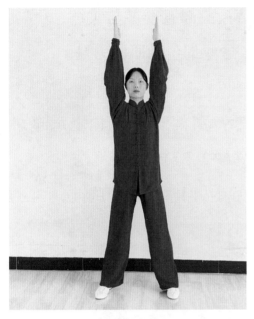

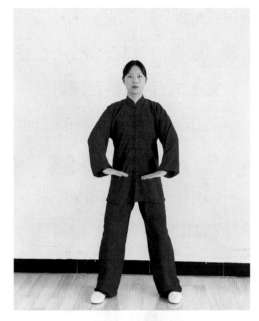

图 6-2-35　摇头摆尾去心火（六）　　图 6-2-36　摇头摆尾去心火（七）

易犯错误：

（1）摇转时颈部僵直，尾闾摇动不圆活，幅度太小。

（2）前倾过大，使整个上身随之摆动。

纠正方法：

（1）上体侧倾与向下俯身时，下颏不要有意内收或上仰，颈椎部肌肉尽量放松伸长。

（2）加大尾闾摆动幅度，上体左倾尾闾右摆，上体前俯尾闾向后画圆，头不低于水平，使尾闾与颈部拉拔长，加大旋转幅度。

功能与作用：

（1）心火，即心热火旺的病症，属阳热内盛的病机。通过两腿下蹲，摆动尾闾，可刺激脊柱、督脉等；通过摇头，可刺激大椎穴，从而达到疏经泄热的作用，有助于去除心火。

（2）在摇头摆尾过程中，脊柱腰段、颈段大幅度侧屈、环转及回旋,可使整个脊柱的头颈段、腰腹及臀、股部肌群参与收缩,既增加了颈、腰、髋的关节灵活性,也增强了这些部位的肌肉力量。

第七式:两手攀足固肾腰

动作一:接上式。两腿挺膝伸直站立;两臂向前、向上举起,肘关节伸直,掌心向前;目视前方。(图6-2-37)

动作二:两臂外旋至掌心相对,屈肘,两掌下按于胸前,掌心向下,指尖相对;目视前方。(图6-2-38)

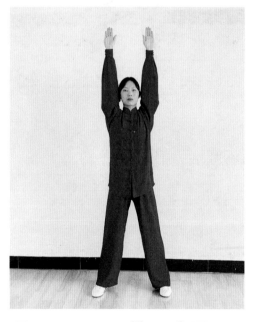 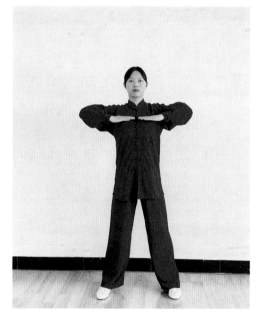

图6-2-37　两手攀足固肾腰(一)　　图6-2-38　两手攀足固肾腰(二)

动作三:上动不停。两臂外旋,两掌心向上,随之两掌掌指顺腋下向后插;目视前方。(图6-2-39)

动作四:两掌心向内沿脊柱两侧向下摩运至臀部;随之上体前俯,两掌继续沿腿后下摩运,经脚两侧置于脚面;抬头,动作略停;目视前下方。(图6-2-40)

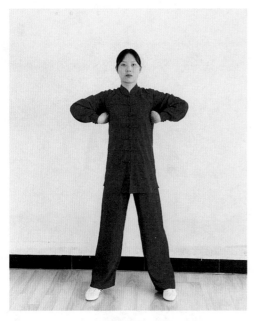

图6-2-39 两手攀足固肾腰(三)

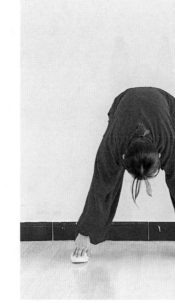

图6-2-40 两手攀足固肾腰(四)

动作五:两掌沿地面前伸,随之用手臂举动上体起立,两臂伸直上举,掌心向前;目视前方。(图6-2-41)

本式一上一下为一遍,共做六遍。

做完六遍后,上体立起;同时,两臂向前、向上举起,肘关节伸直,掌心向前;目视前方。随后松腰沉髋,身体重心缓缓下降;两腿膝关节微屈;同时,两掌向前下按至腹前,掌心向下,指尖向前;目视前方。(图6-2-42)

动作要点:

(1)反穿摩运要适当用力,至足背时松腰沉肩,两膝挺直,向上起身时手臂主动上举,带动上体立起。

(2)年老或体弱者可根据身体状况自行调整动作幅度,不可强求。

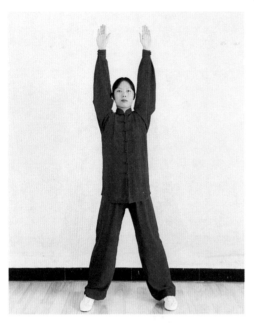

图 6-2-41　两手攀足固肾腰（五）

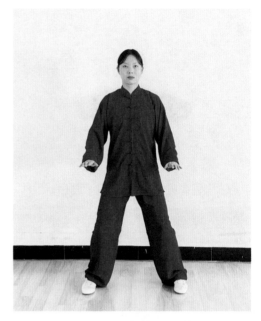

图 6-2-42　两手攀足固肾腰（六）

易犯错误：

（1）两手向下摩运时要低头，膝关节弯曲。

（2）向上起身时，起身在前，举臂在后。

纠正方法：

（1）两手向下摩运要抬头，膝关节伸直。

（2）向上起身时要以臂带身。

功能与作用：

（1）通过前屈后伸可刺激脊柱、督脉以及命门、阳关、委中等穴，有助于防治生殖泌尿系统方面的慢性病，达到固肾壮腰的作用。

（2）通过脊柱大幅度前屈后伸，可有效发展躯干前、后伸屈脊柱肌群的力量与伸展性，同时对腰部的肾有良好的牵拉、按摩作用，可以改善其功能，刺激其活动。

第八式:攒拳怒目增气力

动作一:接上式。身体重心右移,左脚向左开步;两腿徐缓屈膝半蹲,呈马步;同时,两掌握固,抱于腰侧,拳眼朝上;目视前方。(图6-2-43)

动作二:左拳缓慢用力向前冲出,与肩同高,拳眼朝上;瞪目,视左拳冲出方向。(图6-2-44)

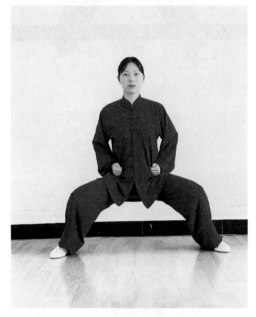 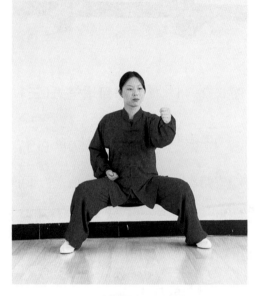

图6-2-43　攒拳怒目增气力(一)　　图6-2-44　攒拳怒目增气力(二)

动作三:左臂内旋,左拳变掌,虎口朝下;目视左掌(图6-2-45)。左臂外旋,肘关节微屈;同时,左掌向左缠绕,变掌心向上后握固;目视左拳。(图6-2-46)

动作四(同动作一):屈肘,回收左拳之腰侧,拳眼朝上;目视前方。(同图6-2-43)

动作五至动作七:同动作二至动作四,唯左右相反。

本式一左一右为一遍,共做三遍。

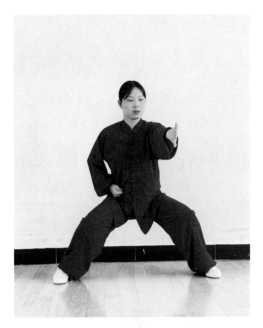

图 6-2-45 攒拳怒目增气力（三）

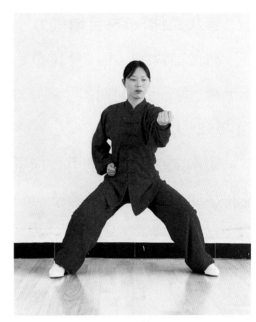

图 6-2-46 攒拳怒目增气力（四）

做完三遍后，身体重心右移，左脚回收呈并步站立；同时，两拳变掌，自然垂于体侧；目视前方。（图 6-2-47）

动作要点：

（1）马步的高低可根据自己的腿部力量灵活掌握。

（2）冲拳时要怒目瞪眼，注视冲出之拳，同时脚趾抓地，拧腰顺肩，力达全面；拳回收时要旋腕，五指用力抓握。

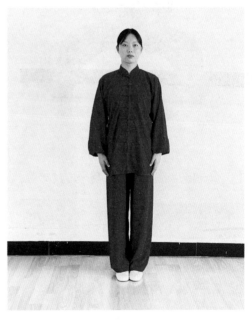

图 6-2-47 攒拳怒目增气力（五）

易犯错误:

(1)冲拳时上体前俯,端肩,掀肘。

(2)拳回收时旋腕不明显,抓握无力。

纠正方法:

(1)冲拳时头向上顶,上体立直,肩部松沉,肘关节微屈,前臂贴肋前松,力达拳面。

(2)拳回收时,先五指伸直充分旋腕,再屈指用力抓握。

功理与作用:

(1)中医认为"肝主筋,开窍于目"。本式中的"怒目瞪眼"可刺激肝经,使肝血充盈,肝气疏泄,有强健筋骨的作用。

(2)两腿下蹲十趾抓地、双手攒拳、旋腕、手指逐节强力抓握等动作,可刺激手、足三阴三阳十二经脉的俞穴和督脉等;同时,使全身肌肉、筋脉受到静力牵张刺激,长期锻炼可使全身筋肉结实,气力增加。

第九式:背后七颠百病消

动作一:接上式。两脚跟提起;头上顶,动作略停;目视前方。(图6-2-48)

动作二:两脚跟下落,轻震地面;目视前方(图6-2-49)。

本式一起一落为一遍,共做七遍。

动作要点:

(1)上提时脚趾要抓地,脚跟尽力抬起,两腿并拢,百会穴上顶,略有停顿,要掌握好平衡。

(2)脚跟下落时,咬牙,轻震地面,动作不要过急。

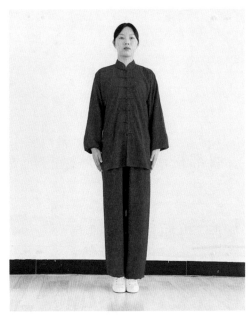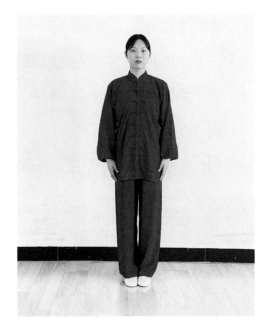

图 6-2-48　背后七颠百病消(一)　　图 6-2-49　背后七颠百病消(二)

(3)沉肩舒臂,周身放松。

易犯错误:上提时端肩,身体重心不稳。

纠正方法:五趾抓住地面,两腿并拢,提肛收腹,肩向下沉,百会穴上顶。

功理与作用:

(1)脚趾为足三阴、足三阳经交会之处,脚十趾抓地,可刺激足部有关经络,调节相应脏腑的功能;同时,点足可刺激脊柱与督脉,使全身脏腑经络气血通畅,阴阳平衡。

(2)点足而立可发展小腿后部肌群力量,拉长足底肌肉、韧带,提高人体平衡能力。

(3)落地震动可轻度刺激下肢及脊柱各关节外结构,并使全身肌肉得到放松复位,有助于解除肌肉紧张。

第十式：收势

动作一：接上式。两臂内旋，向两侧摆起，与髋同高，掌心向后；目视前方。（图6-2-50）

动作二：两臂屈肘，两掌相叠置于丹田处；目视前方。（图6-2-51）

动作三：两臂自然下落，两掌轻贴于腿外侧；目视前方。（图6-2-52）

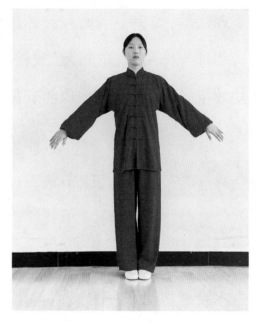

图6-2-50 收势（一）

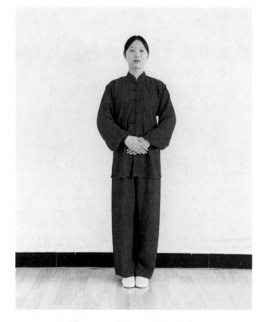

图6-2-51 收势（二）

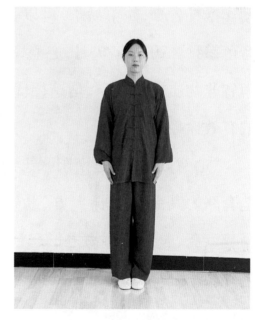

图6-2-52 收势（三）

动作要点：体态安详，周身放松，呼吸自然，气沉丹田。

易犯错误：收功随意，动作结束后或心浮气躁，或急于走动。

纠正方法:收功时要心平气和,举止稳重。收功后可适当做一些整理活动,如搓手浴面和肢体放松等。

功理与作用:气息归元,放松肢体肌肉,愉悦心情,进一步巩固练功效果,逐渐恢复到练功前安静时的状态。

第三节 心意六合拳

心意六合拳,自河南南阳张志诚得其真传后,数百年来形成了心意六合拳河南派一大支流。南阳张志诚系心意六合拳拳法技艺以近身短打为主,拳法恭正严谨,攻防合理,风格突出,造型独特,动作抱朴含真,简单易学,可以强身健体,提高格斗技能,属于地方特色拳种。2021年7月,心意六合拳被河南省人民政府公布为河南省非物质文化遗产,是挖掘优秀传统文化,推进传统体育进校园的有效途径。

"心意四把捶"是南阳张志诚系心意六合拳拳法技艺中古传盘艺套路。其拳势简朴大方,劲道清晰,模仿鸡、龙、虎、蛇、燕、鹞、马、猴、鹰、熊十种动物之形态演变为拳法技艺,使刚柔之劲相济,内外之力合一,法简意深,易于盘练。

(一)熊出洞

左脚在前,身向右侧,整体下蹲,两腿弯曲,前后相套,右肘紧贴肋部,双手护置胸前(也可左手护右腮,右手护胸前)。

要求:两腿呈弯弯套,沉肩坠肘,含胸拔背,势如背锅,谷道上提,舌顶上腭,两眼平视。(图6-3-1)

(二)虎扑(三尖照)

左脚向前上一大步呈左弓步;同时两手向下撕按,右掌心向下,贴于大腿内侧,右掌按至裆前;左掌心向右,五指炸开指尖向下,左掌下落贴至左腿内侧;使鼻尖、膝尖、脚尖呈一直线。

要求:外形上虎扑(三尖照),重心下沉,含胸拔背,下颏微收,两眼平视(6-3-2)。

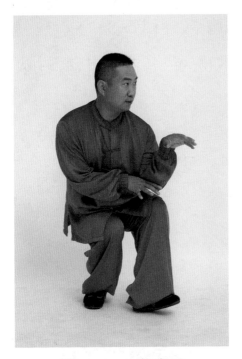

图6-3-1 熊出洞

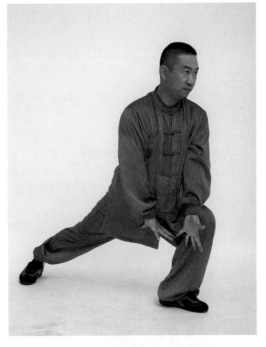

图6-3-2 虎扑(三尖照)

(三)过步箭窜

右脚向前迈进一大步,紧接着左脚过步至右脚前。过步时两肘护肋,手护胸,两手交替向下撕劈。

（四）猴竖臀

右脚着地,右腿尽力下蹲,臀部、腿弯和脚跟呈直角三角形;右手握拳置右腿外侧,头和上身垂直;左脚在前,脚尖上翘,脚跟微触地;左掌五指炸开,指尖紧贴置左腿内侧,掌心向右。(图6-3-3)

要求:右腿尽量蹲平,两腿呈弯弯套,含胸拔背,下颏微收,两眼平视前方。

（五）打横拳（头拳）

左脚向前上一大步呈左弓步;同时左掌五指炸开;右手握拳,由下向上撩打;左掌与右拳相合,高与胸平。(图6-3-4)

要求:发力迅猛,力道清晰,脚下如踩毒物,两肘内合,两眼平视前方。

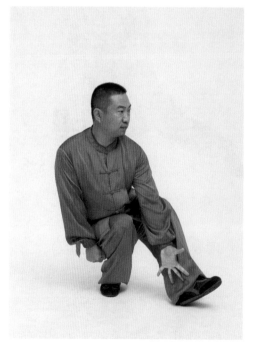

图6-3-3　猴竖臀

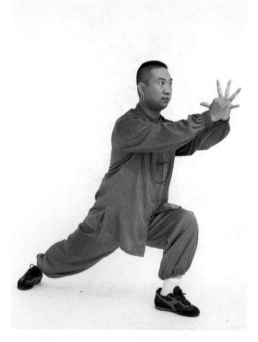

图6-3-4　打横拳(头拳)

（六）鹞子入林

右拳变掌，双掌同时外拧；左掌伸至头上方，左臂紧贴头侧，掌心朝右后；右掌置左腿外侧，掌心向外，指尖向下，身向右后转。重心移至左腿；随转体右脚尖上翘，脚跟微触地。（图6-3-5）

要求：动作协调，重心转换与两臂变换同步。

（七）上步撕拽

上左步随之上右步，右脚置于左脚前；同时左手下劈至裆前，掌心下按；右臂上挑至头前上方，掌心向左；重心置于左腿，右脚尖点地。（图6-3-6）

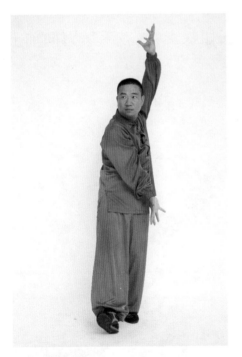

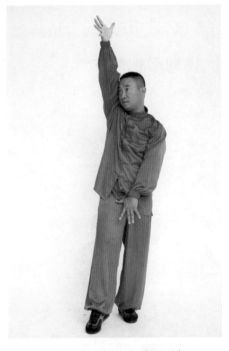

图6-3-5　鹞子入林　　　　图6-3-6　上步撕拽

（八）势如劈竹（沉劈）

右掌猛然向下沉劈；左腿随之尽力下蹲；右腿屈膝，脚跟略离地,脚尖上翘。右掌下劈至右腿内侧,五指炸开,掌心向左,贴置右小腿内侧;当右掌下劈时左手交叉上升至右腮旁,五指炸开,指尖向上,掌心朝面部。(图6-3-7)

要求:左腿尽量蹲平,两腿呈弯弯套,含胸拔背,下颏微收,两眼平视前方。

(九) 挑领

左腿尽力猛向上蹬起;右脚向前上一大步呈右弓步;右臂在身体上起时,由下向上、向前发崩抖劲挑起,置于头前上方,拳心向后上方,臂上挑略过头;左掌在右臂上挑时下按至裆前,掌心向下,五指炸开朝前。(图6-3-8)

要求:发力迅猛,力道清晰,脚下如踩毒物,右手尽力向前上方挑击,两眼平视前方。

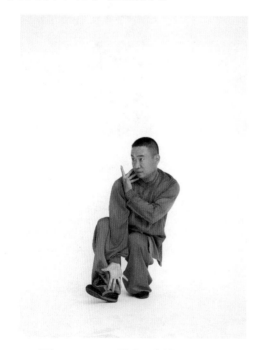

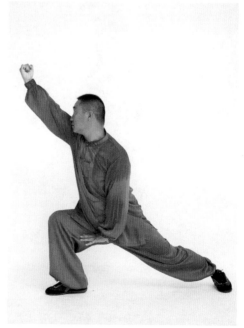

图6-3-7　势如劈竹(沉劈)　　　　图6-3-8　挑领

（十）鹰捉

重心移至右腿；左脚上步同右脚并齐；左手置于右臂弯处，两手心向内，两肘贴于肋部（图6-3-9）；同时，左手从下向上同右手交叉上举，自头顶前上方翻掌推出，均呈掌心向外；左手在后，右手在前，双掌相合，十指炸开，左手小指压置右掌虎口处。（图6-3-10）

要求：掌高过头，含胸、扣肩、拔背，两眼从双掌之下、两臂之间窥视前方。

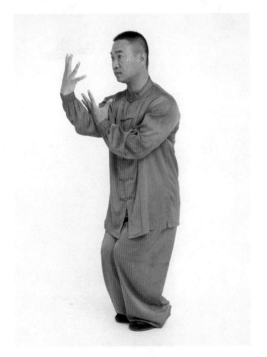

图6-3-9 鹰捉（一）

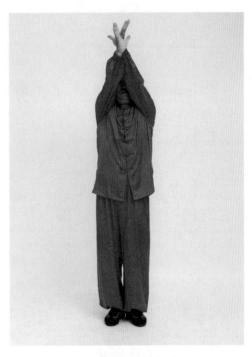

图6-3-10 鹰捉（二）

（十一）虎扑

左脚向前上一大步呈左弓步，上体前倾，鼻尖、膝尖、脚尖随左脚上步呈一直线。双掌在上步的同时，从上撕拽而下；右手在后落至裆前，掌心向下；左手下落贴至左腿内侧，掌心向外。（图6-3-11）

要求:外形上三尖照,重心下沉,含胸拔背,下颏微收,两眼平视前方。

（十二）过步箭窜

（十三）猴竖臀

（十四）打横拳（头拳）

（十五）鹞子入林

（十六）上步撕拽

（十七）势如劈竹（沉劈）

（十八）挑领

（十九）鹰捉

（二十）虎扑

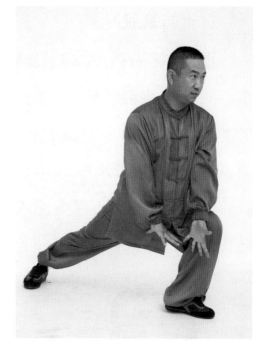

图 6-3-11　虎扑

（十二）~（二十）动作与（三）~（十一）动作内容相同,唯方向相反,在此以标题注明,不做过多叙述。

（二十一）过步箭窜

（二十二）猴竖臀

（二十三）打横拳（头拳）

（二十一）~（二十三）动作与（三）~（五）动作相同,唯方向相反。

（二十四）斩手

（1）重心移至右腿；左脚向后撤一步，同时向左后转体180°；转体后速提右膝，脚尖上钩；右手握拳从裆前提起上冲，两臂内和左掌心与右臂相合。（图6-3-12）

要求：后撤步与转体协调一致，右手上冲与撞膝同步，舌顶上腭，两眼平视。

（2）栽捶。右腿向前落地，呈右弓步；同时右拳向内拧转，拳面猛向下栽；左掌贴置右肘内侧，五指炸开。（图6-3-13）

要求：鼻尖、膝尖、脚尖在一直线上，舌顶上腭，两眼平视。

（3）栽膀，右脚尽力向前迈落呈右弓步；同时，右肩向里、向下、翻拧下栽，左手掌心向下护置右臂弯处。（图6-3-14）

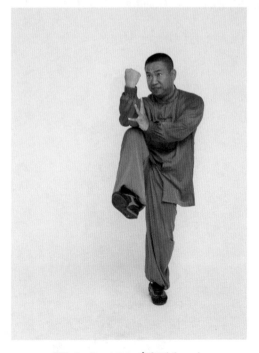

图6-3-12 斩手（一）

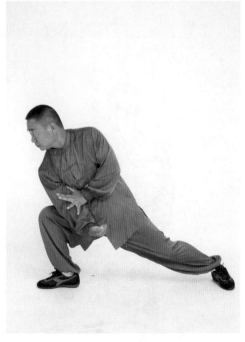

图6-3-13 斩手（二）

要求：右臂尽力回收，右肩、膝尖、脚尖在一直线上，下颏微收，两眼平视。

（二十五）怀抱顽石

左脚迈过右腿，横进一步呈剪步，侧身尽力下蹲；同时双手交叉上抬过头后，分左右下落至两胯侧，两掌心向上。（图6-3-15）

要求：身体正直，尽力下蹲，左膝离地不超过一拳距离。

（二十六）双推把

两掌随左脚落步从胸前同时向前推出。双腿微曲，十指炸开，两拇指紧合相扣，下颌微收，两眼平视。（图6-3-16）

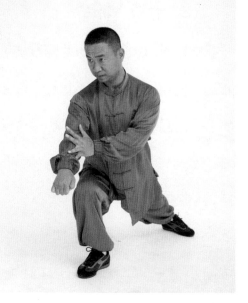

图6-3-14　斩手（三）

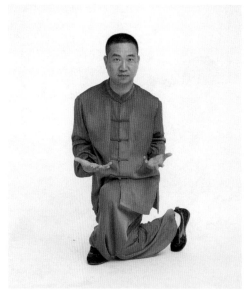

图6-3-15　怀抱顽石

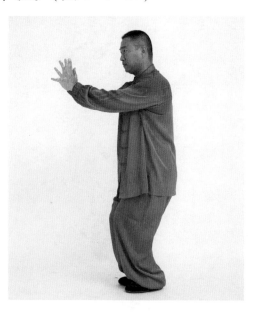

图6-3-16　双推把

（二十七）鹰捉

（二十八）虎扑

（二十七）~（二十八）动作与（十）~（十一）动作相同。

注："心意四把捶"结束动作为"鹰捉、虎扑"。用"虎扑"收势时须吐"口衣"声，即"雷声"。

心意六合拳套路将简明的步法有机结合，使盘练者在上下、起落、进退、开合之间细细品味其拳法技艺之精妙。在盘练过程中可以根据个人的身高、体重、运动习惯及功力深浅等不同特点调节套路的长度、步幅的大小和功架的高低，待盘练纯熟之后，亦可根据盘艺之需要，随心调节身形与步法，其精妙之处甚多。

第七章
传统养生保健功法

第一节　循经拍打导引

人体有十二经络,起于手太阴肺经,终于足厥阴肝经,周而复始,循环不断。手有三阴经、三阳经,足也有三阴经、三阳经。阴经的走向是由下往上,阳经的走向是由上往下。手的三阴经是从胸走到手,手的三阳经是从手走到头;足的三阳经是从头走到脚,足的三阴经是从脚走到胸。十二经脉流注次序见图7-1-1。

手三阴、手三阳经包括肺、心包、心、大肠、小肠、三焦脏腑,拍打能通心络,补心阴,振奋胸阳,宣肺清痰,增加肺活量,促进肠蠕动,通便理气消腹胀,通达三焦。足三阴、足三阳经包括脾、肝、肾、膀胱、胆、胃脏腑,拍打能健脾利湿、舒肝利胆、和胃化滞、益肾养阴、通利小便、增强卫气。根据中医经络学的走向规律,配以吐纳导引,循经拍打,疏通经络,健身强体,现将拍打方法[①]简介如下。

[①]本节所述循经拍打方法的通用经络穴位图例,源自吴敦序:《中医基础理论》,上海科技出版社,2005年8月版,第90-97页。

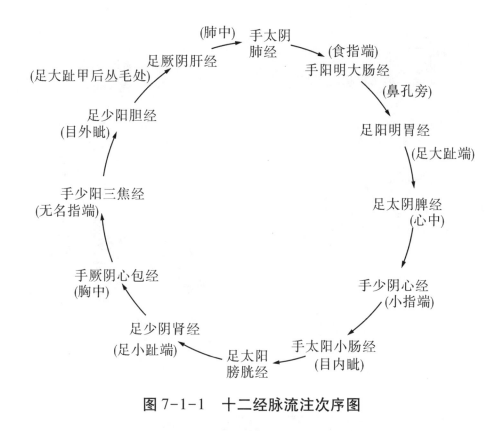

图 7-1-1 十二经脉流注次序图

一、手三阴拍打法

自然站桩,左手小臂与大臂呈 90°,掌心向上。同时右手掌心向上,手指向左,由任脉上行膻中至华盖,手心朝胸部。右手掌呈拱形开始拍打,经俞府行云门、中府,由大臂内侧、小臂内侧至左手指,密集拍打,节律有声,如此六遍。拍打右手与左手同理。

手三阴经左右共拍打十二遍后,做一个调息。两手置两侧摇起,与心脏同一高度。阴掌变阳掌,往面部捧气,两手中指尖相会,掌心向下,沿任脉下行至小腹。手三阴经如图 7-1-2~图 7-1-4 所示。

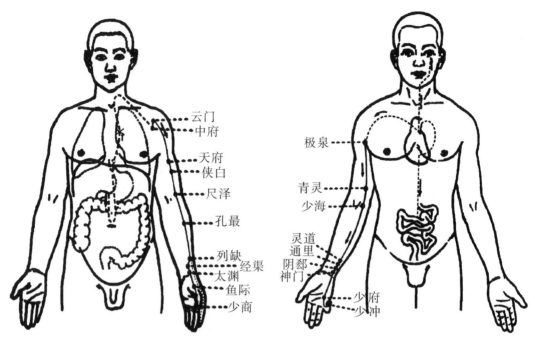

图 7-1-2　手太阴肺经　　　　　　　图 7-1-3　手少阴心经

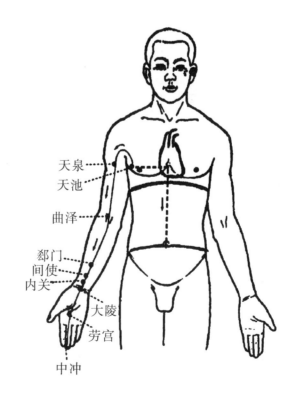

图 7-1-4　手厥阴心包经

二、手三阳拍打法

接上式,左手小臂与大臂呈 90°,掌心向下。右手拍打左手指、手背、小臂、大臂经颈项左侧,左耳郭至头项,右手心向下,手指朝左,沿头顶部经印堂至天突、膻中下行至小腹关元处,然后再拍打左手,密集拍打,节律有声(拍打耳郭处注意不要震动内耳膜),如此六遍。拍打右手与左手同理。手三阳经如图 7-1-5~图 7-1-7所示。

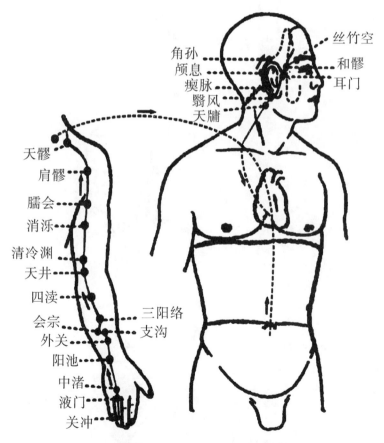

图 7-1-5　手少阳三焦经

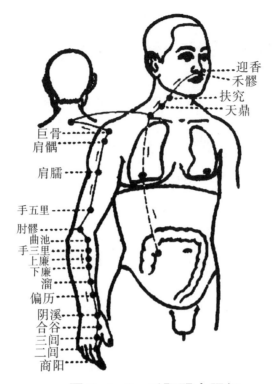

迎香
禾髎
扶突
天鼎

巨骨
肩髃

肩髃

手五里

肘髎
曲池
手三里
上廉
下廉
溜
偏历
阳溪
合谷
三间
二间
商阳

图 7-1-6　手阳明大肠经

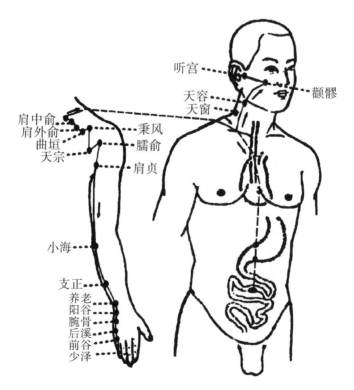

听宫
颧髎

天容
天窗

肩中俞
肩外俞　秉风
曲垣　　臑俞
天宗
肩贞

小海

支正

养老
阳谷
腕骨
后溪
前谷
少泽

图 7-1-7　手太阳小肠经

三、足三阴拍打法

接上式,弯腰、弯膝,两手拍打两足背,小腿内侧,大腿内侧,此时身体慢慢伸直,拍打小腹,胸部,上行至面部,头顶部,密集拍打,节律有声,然后两手中指相对,掌心向下,沿任脉下行至小腹,如此六遍,最后再做三个调息结束。足三阴经如图 7-1-8~图 7-1-10所示。

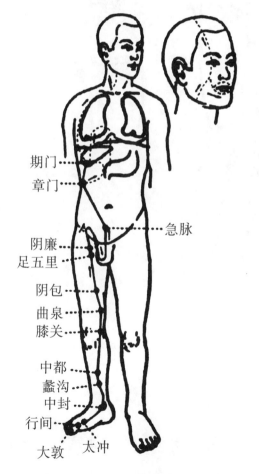

图 7-1-8 足厥阴肝经

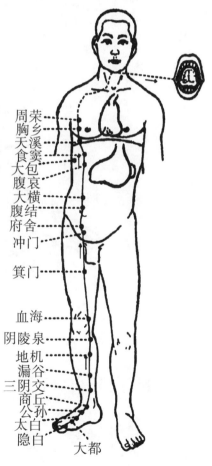

图 7-1-9 足太阴脾经

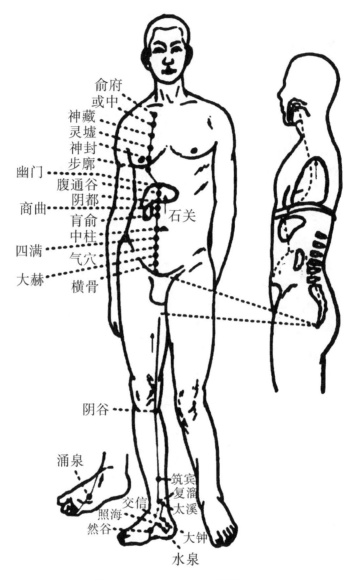

图 7-1-10　足少阴肾经

四、足三阳拍打法

接上式,两手摇起与肩同高,阳掌变阴掌,往面部捧气,两手拍打前额、头顶、颈部、两肩,此时尽力抬高肘关节,两手拍打至上背,然后两手绕至背后,此时尽力抬高肘关节拍打背部、腰部、臀部、大腿,当拍至大腿处时,两膝弯曲,同时弯腰下蹲,继续拍打小腿至足部昆仑处,密集拍打,节律有声。然后腰部慢慢伸直,如此六遍,再做一下调息。足三阳经如图 7-1-11~图 7-1-13 所示。

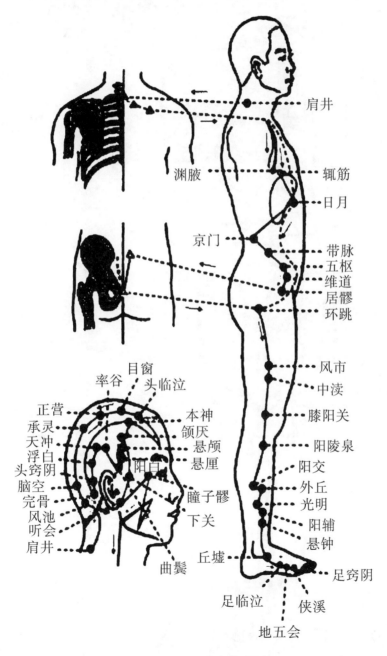

图 7-1-11　足少阳胆经

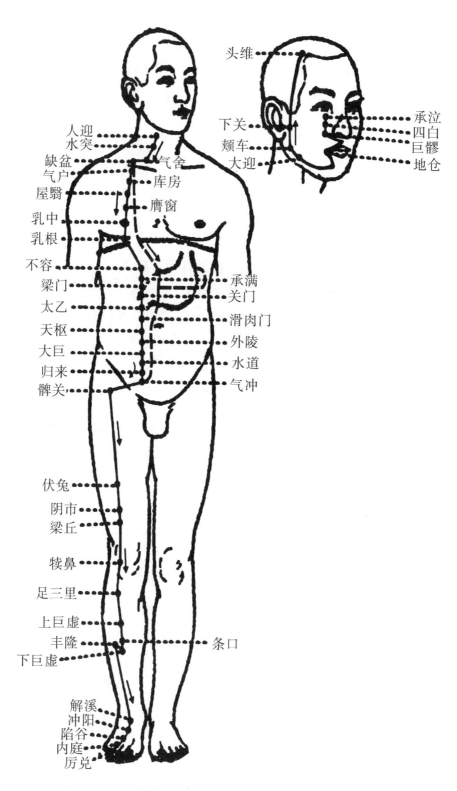

图 7-1-12　足阳明胃经

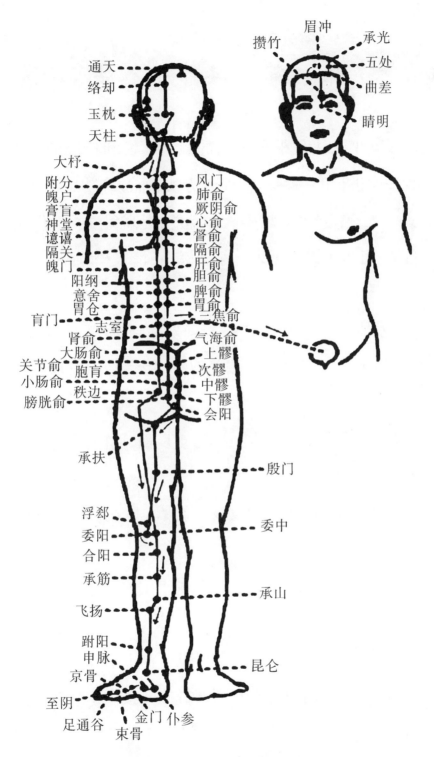

图 7-1-13　足太阳膀胱经

第二节 按摩十八法

健身按摩十八法是根据中国的经络学说和传统的按摩方法，通过自我按摩进行的一种运动保健方法，通过练功可使经络畅通，达到缓解疼痛、稳定情绪，增强人体功能，提高免疫力的作用。

预备势：可坐可站，但要全身放松，心情轻松，呼吸平静，没有杂念。

（1）揉发梳头。用十指梳头，经前发际到后发际，18～36次。

（2）双鸣天鼓。将两掌心按紧双耳，用食指弹打风池穴（枕骨后凹陷处）18～36次。

（3）推拉双耳。用掌心推拉耳的正反面，同时用食指和中指夹拉外耳轮，18～36次。

（4）运目养神。两手虎口交叉，将掌心按在丹田（脐上），正反运转双目18～36次。

（5）刮眼明目。两拇指点按在两侧太阳穴上，用食指刮上下眼眶18～36次。

（6）捋鼻防感。用两拇指关节沿鼻唇沟上下按摩18～36次。

（7）浴面生华。用两掌心在面部做旋转按摩18～36次。

（8）叩齿固肾。两手虎口交叉，将掌心按在丹田，轻轻叩打门牙、边牙各18～36次。

（9）搅海吞津。两手虎口交叉，将掌心按在丹田，用舌在口腔内正反搅动各 18~36 次。将所生津液一鼓作气吞下。

（10）竖拉肩井。两掌左右轮换拍拉肩井（肩的正中），左手拍拉右肩井，右手拍拉左肩井，18~36 次。

（11）横摩胸肋。两掌左右轮换横摩胸肋，左手横摩右胸肋，右手横摩左胸肋，18~36 次。

（12）正反揉腹。两掌相叠，用掌心旋转按摩腹部，正转 36 圈，反转 24 圈。

（13）背搓腰际。两手同时在背后由上向下推搓两侧腰际和臀部 18~36 次。

（14）敲打命门。双手轻轻握拳，有节奏地轮换敲打前后命门（脐中为前命门，背后与脐中相对的位置为后命门）18~36 次。

（15）按摩上肢。两手左右轮换按摩上肢的正、反面 18~36 次。

（16）按摩下肢。两手左右轮换按摩下肢的正、反面 18~36 次。

（17）按摩涌泉。用掌心分别按摩两足的涌泉（脚底心）和脚背 18~36 次。

（18）全身拍打。用拳或掌在腹部、胸部、腰部、背部、肩部、颈部、头部、面部、上肢和下肢进行拍打。

收势：松静站立，合眼帘、闭口唇、呼吸平静，两手自然下垂，直至松静自在，心情愉快为止。

练习次数：①若全套按摩，每节按摩 36 次，约 20 分钟。②若选择某几节按摩，仅需 5 分钟。③每日可锻炼 1~2 次。

功能和原理：该法通过自我按摩，使经络畅通，达到缓解疼痛、稳定情绪、改善睡眠、增加食欲，使疾病好转的作用。并通过整体调节,促使人体的各种器官相互协调,使阴阳得以平衡,从而增强人体功能,免疫功能得到提高,最后达到治愈疾病和健身长寿的目的。

注意事项:骨折、创伤处用力要得当;要因人、因时、因病而异。

第三节　足底保健按摩法

一、足底保健按摩的原理

（一）循环学说

由于心脏有节律的搏动,血液不停地在全身循环流动,成为机体内外物质运输和交换的重要通道。当人体某个器官功能异常或发生病变时,就会产生一些对人体有害的代谢产物沉积在循环通道上。由于足部是处于远离心脏的部位,加之地心引力的影响,这些有害物质就很容易在足部沉积下来,造成局部皮肤组织变异的现象,如皮肤变色、皮下颗粒、索条硬结节等。通过采用足部按摩,可促进局部循环、血流通畅,最终通过肾脏等排泄器官将这些沉积物排出体外,恢复脏腑器官的正常功能。

（二）反射学说

人体各个系统能彼此保持密切的联系、合作与协调,是依靠复杂的体液、神经等能流系统来完成的。人体的体表和内脏到处都有丰富的感受器,当感受器接收到外界或体内环境的变化就会引起神经冲动,沿传入神经到中枢神经,中枢神经进行分析综合产生新的冲动,再沿传出神经传至器官、腺体或肌肉,使之做出相应的反应,这就是神经反射的过程。足部分布着由许多神经末梢构成的触觉、压觉和痛觉等感受器,它处于人体最远离中枢神经的部位,其信息传递的途径是足部—脊髓—大脑,而脊髓又与各个脏腑器官连接。因此,足部存在着人体各个部位和脏器的信息,同样足部受到的刺激也可以传递到全身,是一个反应最敏感的反射地带,所以当人体各部位脏腑器官发生异常时,足部就会表现出某些相关的"信息"。

(三) 全息胚学说

"全息",原是物理学中的概念,运用激光拍摄照片,其底片的一个部分仍可以复制出整体的影像。即每一个局部都包含着整体的信息,只不过局部越小,包含的整体信息越少,复制出的整体形象越模糊而已。任何多细胞的生物体都是由一个受精卵或起始细胞通过细胞的有丝分裂而来的。因此生物体上任何一个相对独立的部分,都包含着整体的信息,把这样相对独立的部分称为"全息胚"。例如植物的枝叶,人体的手、足、耳等,这些全息胚上存在着与整体各个器官相对应的位点,而位点的排列则遵循人体解剖图谱。

人的双足与其他全息胚相比,由于面积大所以包含着的信息也丰富,复制的整体形象也较清楚,容易辨认和掌握,而且操作简单,故足部按摩作为防病、治疗、保健的一种方法,具有一定的优越性。

二、足底按摩常用的简单方法

单食指扣拳法:食指关节弯曲,其余四指握拳拇指固定在中指上顶住弯曲的食指。

双指钳法:食指、中指弯曲呈钳状,钳住脚趾间穴位压在穴位上。

双指拳法:用手握拳,中指食指弯曲关节凸出,以凸出的关节着力以手腕施力。

拇指握推法:拇指与四指分开,用拇指指腹为着力点,以手腕手掌施力。

扣指法:拇指与四指分开呈圆弧状,四指为固定点,拇指指尖施力。

全足按摩程序如下(参照足底穴位全息图,图7-3-1)。

(1)"自上向下移动按摩"基本反射区,从肾(在肾反射区位置多停几秒钟再往下移动)→输尿管→膀胱,共3~4分钟后结束。

(2)同时"点压按摩"足大蹈趾(包括大脑、垂体、视觉中枢敏感点、额窦)1分钟后,接着"横向来回移动按摩"5趾头(额窦)1分钟,共计2分钟,

(3)同时"横向来回按摩"足趾和足底交界处(包括血压调节

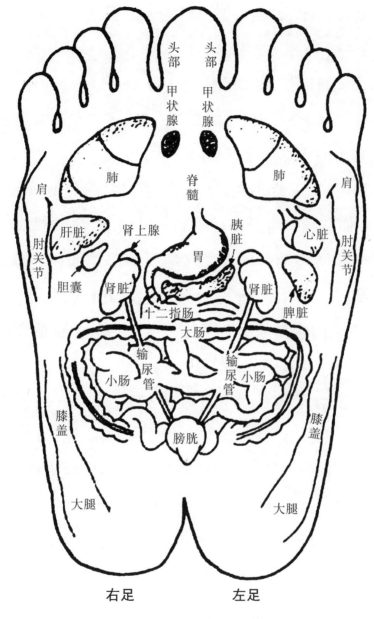

图 7-3-1　足底穴位全息图

点、小脑脑干、特效降压点、眼、耳、新失眠点、美容点）共 2 分钟。

（4）同时"横向来回按摩"斜方肌、肺。"自下向上按摩"支气管共计 2 分钟。

（5）"自下向上按摩"甲状腺与食道共 1 分钟。

（6）"点压按摩"左足心脏、脾脏,右足肝脏、胆囊共 1 分钟(可用两足一上一下点压方式)。

（7）"围肾打圈按摩"腹腔神经丛 1 分钟。

（8）同时"从上往下移动按摩"胃、胰、十二指肠共 2 分钟。

（9）"自上向下点压按摩"小肠 1 分钟。

（10）采用"回形旋转方式按摩",右足从横结肠外侧往内侧移动呈回形。横结肠→盲肠→回盲肠→升结肠→横结肠。左足从横结肠内侧往外侧移动呈回形。横结肠→降结肠→乙状结肠→直肠→肛门,共 3 分钟。（注:呈"回形按摩"其目的是能使双足同步便于记忆,双足内侧无须用力滑过便可。熟悉大肠系统反射区后,应力求"准确方向"按摩效果会更佳。）

（11）"移动点压按摩"足跟生殖腺、性感带、老失眠点共 1 分钟。

（12）双足稍向内侧"点压按摩",颈椎→甲状旁腺→胸椎→腰椎→骶骨→尾骨共 1 分钟。

（13）双足先后操作稍向内侧"点压按摩"前列腺或子宫及尿道共 1 分钟,二声"提示音"后结束。

（14）双足同时稍向外侧"点压按摩"膝→肘→腕→肩共 1 分钟。

（15）双足同时稍向外侧"点压按摩"生殖腺(睾丸或卵巢) 1 分钟。

（16）双足同时"点压按摩"足后跟外侧臀部及坐骨神经和补充前列腺或子宫、生殖腺反射区共 1 分钟。

第四节　乾隆"十常四勿"养生法

乾隆皇帝不仅具有治国扩疆的文韬武略,而且是最长寿的皇帝,终年 89 岁。在养生保健方面也独树一帜,他在实践中总结出十六字养生秘诀:"吐纳肺腑,活动筋骨,十常四勿,适时进补。"这是我国古代养生文化的精华部分。乾隆曾写诗曰:"掌上旋日月,时光欲倒流,周身气血清,何年是白头?"从养生的角度看,这首诗很有价值。

一、"十常"养生法

(1)齿常叩:要求两唇轻闭,上下牙齿互相叩击,使之铿然有声。每天不少于两次,每次 100 下左右。长期坚持,可增强牙龈的血液循环,有健齿固齿、促进唾液分泌的作用。

(2)津常咽:津液即唾液,具有很强的杀菌和消化功能。其中所含的淀粉酶,能将食物中的淀粉在口中进行初步分解。将口中产生的津液及时吞咽下去,能中和胃酸,保护胃黏膜,促进食物消化。

(3)耳常弹:人的耳朵像个倒位的胎儿,与人体各个器官紧密相关。经常用手指弹击或搓揉耳郭,可防治动脉硬化,防止耳鸣、耳聋,而且有助于疏通全身内脏血气,提高各内脏器官的生理功能。

(4)鼻常揉:可经常用中指按揉鼻两侧,从上到下再沿鼻梁返回,反复十几次,最后按摩鼻翼下两旁的迎香穴十几圈,每天至少按摩两次。经常坚持,可防治感冒、鼻炎、鼻窦炎、鼻衄等。

(5)睛常运:自觉地转动眼珠,让视线向上下左右移动,可改善眼球周围的血液循环,增强视神经及眼肌的功能,消除视疲劳。

(6)面常搓:时常将两手搓热,再搓擦面部,反复10余次,使面部发热。可促进面部的血液循环,减少皱纹,同时还具有调整血压、消除大脑疲劳的作用。

(7)足常揉:足部是经络汇集之处,人体脏腑器官都在足部有相应的反射点。通过按摩,有益于消除内脏损伤与疾病。用手掌推磨足心使之发热,有温补肾经、疏肝明目、降血压等多种效应,对腰酸腿软、神经衰弱也有良好的防治作用。

(8)腹常旋:腹腔是人体重要内脏所在地,揉腹对内脏的保健十分有益。每天睡前可将双手搓热,用左手压在右手上按于神厥(肚脐),沿顺时针方向旋转按摩,从内到外旋转百余圈,转到逐渐扩大到整个腹部;再以右手压在左手上,沿逆时针方向按摩100圈。经常坚持,可促进腹部内脏疾病的康复,促进消化吸收,对肠胃炎、胃溃疡、便秘、腹泻等症有良好的防治作用,并有助于腹部减肥和降低血脂。

(9)腿常伸:下肢离心脏较远,容易出现麻木、乏力等缺氧症状,经常屈伸四肢,能疏通经络,促进微循环,使四肢轻松,关节灵活。

(10)肛常提:经常自觉地收缩舒张肛门括约肌,可促进肛周的血液循环,补肠道元气,对痔疮、便秘、大便失禁以及前列腺增生等疾病有显著的防治作用。提肛可随时随地进行,每次提肛应在10次以上,两周就会有效。

这十项看似简单的"小动作",如能经常坚持,对保健却大有裨益。

二、"四勿"养生法

(1)食勿言:边饮食边说话,久之会造成肠胃功能紊乱,影响健康。因此要食勿言,安静的享受美味食物才合乎卫生要求。

(2)卧勿语:睡眠时说话,会使神经兴奋,难以深度睡眠。因此要睡勿语,以保证生物钟的正常运转。

(3)酒勿醉:贪杯过量,对心脑血管的危害不可低估,因此要切记勿酒醉。而且饮酒越少越好,不喝最好。

(4)色勿迷:适度的性生活,会促使体内分泌更多的激素,有延缓衰老的良好作用。但过分迷恋女色,会大伤元气,严重影响健康和寿命。

乾隆皇帝的这些养生经验,非常简单可行。希望老年朋友坚持应用,必能收到可喜的保健效果。

第八章
时尚养生保健功法

第一节　靠树健身功

　　《养生四要·慎动》云："背者,五脏之附也,背欲常暖,暖则肺脏不伤。"《摄生消息论·春季摄生消息论》亦云："不可令背寒,寒即伤肺,令鼻寒咳嗽。"保持背部温暖,既可预防感冒,又可固肾强腰。《老老恒言》说："肺俞穴在背,《内经》曰'肺朝百脉,输精于皮毛',不可失寒暖之节。今俗有所谓背搭,护其背也。"《老老恒言》强调："五脏俞穴,皆会于背,夏热时有命童仆扇风者,风必及之,则风且入脏,贻患非细,有汗时尤甚。"背为五脏俞穴所会,尤其是天热出汗时,若被风吹,则风寒之邪已于内侵,引起疾病。

　　靠树功可帮助疏通督脉,打通督脉及两边共 4 条膀胱经,一条督脉就可以治疗较多的病症。而膀胱经上有背俞穴,心俞、肝俞、肾俞、脾俞等,这意味着所有内脏的病皆可治疗,程度不同而已。参照人体背后穴位(图 8-1-1)。

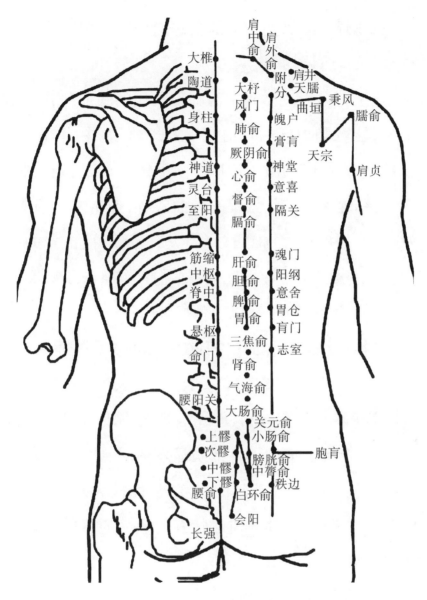

图 8-1-1　人体背部穴位图

一、靠树健身功的操作方法

（1）在离大树（也可用墙代替）10~15 厘米处站立，全身自然放松，用背部向后撞击树面，待身体弹回后再撞击，约一秒钟撞一下，并随着节奏自然呼吸。碰撞的顺序依次是背的上部、腰、下部、左右肩胛和左右侧背,争取整个背部全部撞到。撞击时,动作要有力但不可过猛,保持协调均匀。

(2)撞击上背可以刺激到主治肺部疾病的肺俞穴,主治心脏疾病的心俞穴,能宽胸理气的督俞穴以及理血、宽中、和胃的膈俞穴等;撞击腰和下背可以刺激主治肝脏疾病的肝俞穴,主治胆囊疾病的胆俞穴,还有健脾、和胃、化湿的脾俞穴等;撞击左右肩胛上的穴位,对治疗头面部疾病、颈椎病、肩周炎有特效;撞击背的侧部,能够宽胸理气,治疗肋间疼痛。此外,尽量挺胸撞击颈肩部的大椎、风门等穴位,可以治疗颈椎病以及颈肩综合征。

(3)背部撞树法虽然很简单,但在锻炼的过程中也要注意循序渐进,一开始最好只做5~10分钟,再渐渐延长到30分钟左右。一般撞击几分钟后,就会有打嗝、放屁等情况出现,这是体内脏腑变得顺畅、通气的结果。撞击到背部明显发热时,此处的各个穴位及其所属的脏腑就都得到了有效的保养,从而极大地激发出身体防治疾病的潜能。因此,背部撞树法特有的顺气通络的功效,不是简单地做按摩推拿能与之相比的。

实践证明,只要坚持按照这种方法锻炼,都可以收到特别明显的效果。有的人颈椎病、腰痛明显好转了;有的人治好了多年的慢性咳嗽;一些长期吸烟的人,通过对背部及肩胛下的肺底部的撞击,排出了很多积痰;如果感冒,撞击背部后会觉得症状有明显减轻。此外,此方法还有降血压、治便秘、治哮喘、治失眠等许多意想不到的功效,甚至还能矫正驼背。

二、撞树健身功注意事项

1. 量好距离

两脚打开一肩宽,离墙约一尺远,自然站立,背贴墙壁。上半身往前倾,以不刻意出力即能自然离开墙面,表示离墙距离适中,如需用点力才能离开墙面,则表示距离稍远,要再靠近些。

2. 落胯

稍下落即可,膝盖不必弯太低,全身放松,上体保持正直。脚落胯、膝微弯,腰背才能完全放松。

3. 撞树

臀部以上以一个平面往后平靠,要很自然地后躺,不要刻意出力往后仰靠,双手自然摆荡。靠树或离树时,身体则应轻松自然,不可有任何刻意动作。靠树时,注意胯部亦应随上半身后躺。

初期撞击面在肩胛骨以下,撞时留意一下,只发出一个声音为准。不可出现两个撞击面或两声,否则不舒服,也达不到想要的效果。

身体撞击的刹那,嘴巴张开,自然吐气,不可憋气,假如你有把握不至于咬到舌头,则可顺其自然。呼吸要自然,在撞墙瞬间不可憋气。

4. 离树

上半身稍往前倾,自然离开树面,不要有刻意出力离树的动作;而背部离树或竖直背部时,整个脚掌仍应紧贴地面,且膝盖弯度要固定(微弯即可),不要有上下起伏的情况。离树时,应收束上身往前倾之力使臀部离开树面,不可有丝毫用力之动作,且双脚掌亦应紧贴地面,不可翘起。臀部离树、上身竖直时,落胯之膝盖仍应保持原姿势,不可有上下起伏的动作。双手要下垂,自然摆荡,不可僵硬。

5. 呼吸

练习撞树功时,吐气很重要。当身体撞击时,嘴巴要张开,要自然吐气,不能憋气,要顺其自然。

三、练习撞树健身功禁忌

孕妇、生理期、饱食者或手术未满一年者不要练习。心脏病、高血压、身体较弱或 50 岁以上者,初期应由人陪练。如没有人陪伴,可适度减少撞击时间,以自己觉得舒适为度。

此外还要注意的是,年纪大的人一次只可以撞 3~5 分钟,而对患有严重心脏病或尚未明确诊断的脊柱病以及内脏下垂、血压过高、脾巨大、严重肝硬化或晚期肿瘤等的患者,则不宜用此法锻炼。

撞击背部时,还有少数人会有头晕、头胀、头痛等不适感觉,这是人体经络调整的正常现象,不要担心,只要酌情控制撞击的时间及力度,这些症状就会渐渐消失。

撞树不是真的用力用背部去撞树,而是要在全身完全放松的情况下,自然顺势靠树。使脏腑两侧的肌肉与韧带能在适度平衡中自然振动,净化体内浊气。如果主动用力撞树,效果会大减,甚至会有不舒服的感觉。

用背部撞树法锻炼身体,既简单方便又疗效显著,最大特点是就地取材,可以随时在家中或办公室里找到一面墙来锻炼身体。朋友们不妨在百忙之中抽出半小时为自己的身体加加油、充充气,只要持之以恒坚持下去,熟练掌握这一项简单的健身方法,就能治疗和预防许多重要脏器的疾病。

第二节 爬行健身操

爬行健身操(图 8-2-1)是根据人体水平运动的特点而创编的,把爬行与有节律的体操动作结合起来,具有健脑、健身、防疾祛病之功效。它包含两套操,一套为手足爬行操,适合青少年及老年人练习,另一套为手膝爬行操,适合中老年人及体质较弱的人练习。

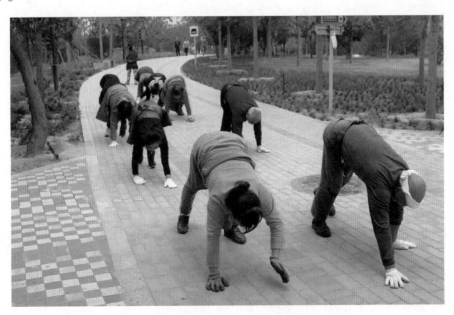

图 8-2-1 爬行健身操

第一套（手膝爬行操）

预备姿势

跪在垫子上，上肢伸直，两手撑地，身体接近水平状态。

主要内容

第一节：前爬后爬（四个八拍）

第一个八拍：

①左手、右腿向前移动 15～20 厘米；

②右手、左腿向前移动 15～20 厘米；

③左手、右腿向后移动 15～20 厘米；

④右手、左腿向后移动 15～20 厘米；

⑤⑥同③④向后爬动，⑦⑧同①②向前爬动。

第二、三、四个八拍同第一个八拍。

第二节：左右横爬（四个八拍）

第一个八拍：

①左手向右移动至右手右侧交叉（左臂在前，右臂在后），同时右腿向右移动 20 厘米；

②右手向右移动，同时左腿向右移动 20 厘米，呈预备姿势；

③右手向左移动至左手左侧交叉（右臂在前，左臂在后），同时左腿向左移动 20 厘米；

④左手向左移动，同时右腿向左移动 20 厘米，呈预备姿势；

⑤⑥同③④向左移动，⑦⑧同①②向右移动。

第二、三、四个八拍同第一个八拍。

第三节:压肩展体(四个八拍)

第一个八拍:

①臀部下坐,腰部伸展,前伸双手向前滑动,抬头向前看,上体下压接近地面,用力压肩;

②双手滑动回收,恢复呈预备姿势;

③⑤⑦同①,④⑥⑧同②。

第二、三、四个八拍同第一个八拍。

第四节:平举运动(四个八拍)

第一个八拍:

①②③左转身,左臂侧平举,眼看左手,右臂撑地,呈单臂跪撑;

④左手击地支撑,右手抬起;

⑤右手击地支撑,左手抬起;

⑥左手击地支撑,右手抬起;

⑦同⑤,⑧双手撑地,呈预备姿势。

第二个八拍同第一个八拍,动作相反。第三个八拍同第一个八拍。第四个八拍同第二个八拍。

第五节:摇头爬行(四个八拍)

第一个八拍:

①左臂屈肘于左前上方,五指张开,掌心向外,眼看左手,手落下前移约10厘米;

②右臂屈肘于右前上方,五指张开,掌心向外,眼看右手,手落

下前移约 10 厘米；

③左臂肩侧屈肘,掌心向外,五指张开,眼看左手,手落下后移约 10 厘米；

④右臂肩侧屈肘,掌心向外,五指张开,眼看右手,手落下后移约 10 厘米；

⑤⑥⑦⑧同①②③④。

第二、三、四个八拍同第一个八拍。

第六节:向后举腿(四个八拍)

第一个八拍:

①②向后举左腿,同时抬头,右手前移约 10 厘米；

③④左腿右手收回,呈预备姿势；

⑤⑥向后举右腿,同时抬头,左手前移约 10 厘米；

⑦⑧右腿收回,呈预备姿势。

第二、三、四个八拍重复第一个八拍动作。

第七节:旋转侧爬(四个八拍)

第一个八拍:顺时针旋转一周。

第二个八拍:逆时针旋转一周。

第三个八拍:动作同第一个八拍。

第四个八拍:动作同第二个八拍。

第二套（手足爬行操）

预备姿势

四肢着地,上肢伸直,下肢膝关节弯曲,臀部略高于头,接近水平状态。

主要内容

第一节:单侧运动(二个八拍)

第一个八拍:

①左侧手、脚抬起落下,身体重心稍向右移动;

②右侧手、脚抬起落下,身体重心向左移动;

③④⑤⑥⑦⑧重复上述动作。

第二个八拍同第一个八拍。

第二节:前移运动(四个八拍)

第一个八拍:

①左手、右脚同时向前移动 15~20 厘米;

②右手、左脚同时向前移动 15~20 厘米;

③左手、右脚同进向后移动 15~20 厘米;

④右手、左脚同时向后移动 15~20 厘米;

⑤左手、右脚同时向后移动 15~20 厘米;

⑥右手、左脚同时向后移动 15~20 厘米;

⑦左手、右脚同时向前移动 15~20 厘米;

⑧右手、左脚同时向前移动 15~20 厘米。

上述动作完成后恢复到原来位置。

第二、三、四个八拍重复第一个八拍的动作。

第三节:侧移动作(四个八拍)

第一个八拍:

①左手向右移动至右手右侧交叉(左臂在前,右臂在后),同时右脚向右移动20厘米;

②右手向右移动,同时左脚向右移动20厘米;

③右手向左移动至左手左侧交叉(右臂在前,左臂在后),同时左脚向左移动20厘米;

④左手向左移动,同时右脚向左移动20厘米;

⑤⑥⑦⑧动作相反,向左移动。

第二、三、四个八拍重复第一个八拍动作。

第四节:踢腿运动(四个八拍)

第一个八拍:

①左腿后踢,脚面绷直,膝关节伸直头上抬;

②左腿收回,呈预备姿势;

③右腿后踢,脚面绷直,膝关节伸直头上抬;

④右腿收回,呈预备姿势;

⑤⑥⑦⑧同①②③④。

第二、三、四个八拍同第一个八拍。

第五节:转身举臂运动(体转运动)(四个八拍)

第一个八拍:

①②③④左转身,左臂直上举,眼看左斜上方,脚不动或左脚内侧着地,右脚外侧着地;

⑤左手击地支撑,右手抬起;

⑥右手击地支撑,左手抬起;

⑦左手击地支撑,右手抬起;

⑧右手撑地,左手不动,呈预备姿势。

第二个八拍同第一个八拍,动作相反。第三个八拍同第一个八拍。第四个八拍同第二个八拍。

第六节:全身运动(四个八拍)

第一个八拍:

①双脚蹬地,收双腿,呈蹲撑;

②伸展身体成直立,双臂直上举;

③屈体下蹲,呈蹲撑(同①);

④双腿后伸,呈预备姿势;

⑤⑥⑦⑧同①②③④。

第二个八拍:

①双手撑地,双腿左右分开(直腿),脚内侧触地;

②双手撑地,双腿收回,呈预备姿势;

③⑤⑦同①,④⑥⑧同②。

第三个八拍同第一个八拍动作。第四个八拍同第二个八拍动作。

第七节:屈腿运动(四个八拍)

第一个八拍:

①左腿屈膝、屈髋左脚前移,呈左弓步姿势;

②左腿伸膝、展髋左脚后移,呈预备姿势;

③右腿屈膝、屈髋右脚前移,呈右弓步姿势;

④右腿伸膝、展髋右脚前移,呈预备姿势;

⑤⑥⑦⑧同①②③④。

第二、三、四个八拍同第一个八拍。

第八节:俯仰运动(四个八拍)

第一个八拍:

①左脚前移,呈左弓步;

②右脚前移支撑;

③左手体后支撑,呈仰卧单臂支撑;

④右手体后支撑,仰臂支撑蹲撑;

⑤左脚前移,左膝伸直,全脚掌着地,呈单腿仰卧支撑;

⑥右脚前移,右膝伸直,全脚掌着地展体,呈仰卧支撑;

⑦左脚收回,左膝弯曲(动作同③)。

第二个八拍:

①左脚前移,左膝伸直,全脚掌着地;

②右脚前移,右膝伸直,全脚掌着地展体,呈仰卧支撑;

③左脚收回,左膝弯曲,全脚掌着地;

④右脚收回,右膝弯曲,全脚掌着地,呈仰卧双臂支撑蹲撑;

⑤左手推地前摆,呈右手单臂支撑;

⑥右手推地前摆,呈俯卧蹲撑;

⑦左脚后移,呈右弓步;

⑧右脚移动,呈预备姿势。

第三、四个八拍同第一、二个八拍。

第九节:旋转运动(四个八拍)

第一个八拍:

①左手向右斜前方移动,与右臂交叉,左脚向左前方跨出一大步;

②右手右脚跟进,呈预备姿势,身体顺时针方向旋转90°;

③⑤⑦同①,④⑥⑧同②。

第二、四个八拍同第一个八拍,方向相反(逆时针旋转)。

第三个八拍同第一个八拍。

功能原理:

(1)人站立时以胸式呼吸为主,而爬行时是胸式呼吸和腹式呼吸相结合。腹式呼吸可充分发挥肺泡的功能,扩大肺活量。

(2)爬行时身体重量分散到四肢从而使颈椎、腰椎的负担大大减轻。爬行使血液循环畅通,减轻心脏负担。

(3)爬行时可刺激大脑,阻止和延缓脑细胞的退化过程,对预防老年痴呆症十分有益。

(4)爬行属有氧代谢运动,对防治心血管疾病有效。

(5)人在爬行时,手部频繁接触地面使手掌穴位不断得到脉冲式的刺激,对防病治病都会产生理想的效果。

据了解,爬行这种简单的动作能治疗颈椎病、肩周炎等疾病,另外还能增强身体的柔韧度、灵活性和协调性,促进血液循环和新陈代谢,腹部自然收缩,胸廓不由自主地扩大,增加呼吸深度。爬行时,由于腹部收缩,每爬行一步,肛门收缩一次,能防止痔疮,对预防和治疗冠心病、高血压、便秘、下肢静脉曲张等也有明显效果。

每次爬行后,身体微微出汗,休息片刻后,喝上一杯热饮出一身汗,洗一个热水澡,非常惬意。

练习爬行健身操的注意事项:

(1)手、足、膝部有坏疽、感染、化脓性病患,手术后伤口未痊愈者勿练。

(2)注意爬行前做好准备活动,佩戴必要的护具,清理好场地,注意安全。

(3)每次练习爬行操 2~3 遍,中间休息 3~5 分钟,并可与其他爬行运动配合练习。

第三节　健步走

常言道"百练不如一走,走为百练之祖",健身走早在几千年前就被中国古老的中医认为是"百炼之祖",被誉为医学之父的希波克拉底也称步行为"人类最好的医药",这并非毫无根据之说。已有许多研究证实,有规律性的健步走,可增进身体所有部位的健康。适度的健步走可以促使大脑分泌内啡肽,这是一种俗称"愉快素"的物质,能使身体的各种节律(生物钟)处于和谐状态,促使心情愉快。健步走也可预防心脏病,经常走的人很少患心脏病。每天健身走 30 分钟,可以维持心肺功能的健康。一周健身走 3 小时以上,可以降低 35%~40%患心脏病的风险。

目前流行的"暴走团"就是健步走运动大力推广所产生的影响

之一,健步走是针对身体不同部位、不同系统设计的锻炼方法,它是对普通行走锻炼的一种补充。如果能将不同的功能性健步走的锻炼方法融进日常的健步走锻炼中,就能收到良好的效果。因此根据自己的身体健康情况,选择不同的功能性健步走的锻炼方法,有针对性地进行锻炼是非常好的选择。(图8-3-1、图8-3-2)

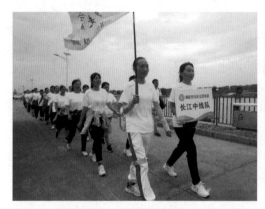
图8-3-1 健步走(一)

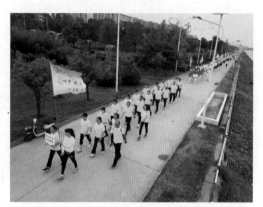
图8-3-2 健步走(二)

一、"大步走"

"大步走"是在健步走的过程中,加大步幅的一种锻炼方法。旨在加大健步走的运动量,促进全身多部位参与运动。

1.理论根据与健身功能

步幅在有氧健身健步走中具有非常重要的作用。通常人行走的步幅都是自然步幅,也就是说,是生活中习惯了的步幅。

大步走,就是要改变平时走路的习惯,给身体一个新的刺激,让我们的身体在新的动态环境中得到新的锻炼。大步走步幅加大了一点,看起来非常简单,但肌肉的用力模式却改变了。也就是说,当迈出的是一大步时,两腿肌肉用力就增大了许多,双臂的摆动也要更强劲。因此大步走比健步走的运动强度有所增加,可以更有力地加快全身血液循环的速度,促进新陈代谢,增强心肺功能。大步走也能增加髋关节、膝关节、踝关节、肘关节、肩关节的活动强度,让这些部位的肌肉、韧带、肌腱更强健更富有弹性。

2. 具体做法

进行大步走,最关键的是确定步幅。由于每个人的具体情况千差万别,所以大步走的步幅不是一个固定的数值。

加大步幅对锻炼效果有一定的关系,但步幅也不是越大越好。尤其是初练者,过大的步幅容易拉伤肌肉和韧带。步幅的加大应有一个循序渐进的过程。一般情况下,大步走的步幅,就是比自己平时习惯的步幅大出 10 厘米就可以了。

可以用下面这种简易的方法来找自己大步走的步幅:

(1)确定平时走的自然步幅:鞋底沾上少许水后在路面上行走。在脚印上做标记并测量出具体数据。

(2)在习惯性步幅前多加 10 厘米,并做好标记,测量出加大后步幅的具体数据。

(3)按照大步的步幅数据,在路面上分别做出 10 步的记号,然后反复练习,直到能找到大步走步幅的感觉。

3. 动作要求

(1)迈腿时要适当抬高腿的高度,把脚往远处放。

(2)换腿时加强后腿的蹬地力量。

(3)注意双臂的摆动:双臂的摆动最好是摆到与肩同高的位置,而且不要"甩",要有控制地摆动。

4. 运动强度

(1)在进行健步走的过程中,为自己设定一段距离。在这段距离上,进行大步走的锻炼。

(2)经过锻炼后,如果能达到在 100 米的距离中男性用 100 步走完,女性用 110 步走完,就会有良好的健身效果。

(3)根据自身的具体情况,可以逐步尝试尽可能地走大步,每一次大步走的时候并不需要快,而是一定要讲究质量,把步子迈出去,迈得越远、越大越好。

5. 注意事项

(1)须作好准备活动,尤其是应注意活动腰部,松开胯和髋关节;做好腿部活动,拉开韧带,不要忽视脚踝的活动,防止在进行大步走时伤了关节和韧带。

(2)应注意循序渐进,不要急于求成。

(3)雨雪天气应提高警惕,防止因路面湿滑而摔倒受伤。

二、大步慢走

大步慢走能改变肌肉用力模式,使双臂摆动更加强劲,更有力地加快血液循环,促进新陈代谢,增加心肺功能,也可增加髋、膝、踝、肘、肩等关节的活动强度,可使这些部位的肌肉、韧带、肌腱更强劲更富有弹性。

1. 动作要领

手臂摆动:前臂摆出,最好高于心脏水平线,或摆至与肩同高;后摆臂尽可能地向后摆动;身体保持与地面垂直。

迈脚步:当左臂摆至心脏水平线后,右侧腿尽力向前迈出,迈出的幅度建议男性达到1~1.2米、女性达到0.9~1.1米。

双脚站稳后,前腿膝盖弯曲使身体慢慢向下蹲,呈"前弓箭步",尽量下蹲到前大腿与地面平行,后面的腿用力蹬直,稍作停留;然后双腿同时用力使身体起来后再迈步,后腿向前迈时要由脚踝发力尽可能向前方蹬伸;双手配合双腿维持平衡,重复进行。

2. 注意事项

身体保持与地面垂直,不能向前伸("前扑"),也不要往后仰("后倒");两脚左右分开约有一个脚的距离;每一步动作不要太快,要追求动作幅度和质量;手臂的摆动要有力、到位。

3. 练习强度

尽量达到100米的距离,男性用100步走完,女性用110步走完。

三、"10点10分"走

"10点10分"走是在进行健步走的过程中穿插进行举起上臂行走的一种锻炼方法。旨在强化颈部肌肉,缓解和预防颈椎疾患。

1. 理论依据与健身功能

"10 点 10 分"走是针对颈椎不好的人群设计的。长期伏案工作,让办公室的白领一族,大多有或轻或重的颈椎疾患。同时多数老年人也因功能退化而患有不同程度的颈椎病。

"10 点 10 分"这种举起双臂的行走练习,有助于肩部、背部肌肉弹性的加强,有利于保障颈椎正常的生理曲线,防止因颈椎正常生理曲线的改变而刺激或压迫颈神经根、颈部脊髓、椎动脉、颈部交感神经而引起的综合征。"10 点 10 分"走能让背部、颈椎、大脑都受益。

2. 具体做法

举起双臂如表中的"10 点 10 分"的样子:沉肩抬头,身体挑直,眼睛平视前方;掌心向下,手指要尽量向远处伸直、略微向后背;保持这个姿势以自然步行走。

3. 运动强度

初期健步走的过程中,用"10 点 10 分"走的方法连续走 200 步。后期,根据自身的情况逐步增加行走的步数。

4. 注意事项

(1)在日常生活中摆动双臂时,身体的平衡性会降低,因此,进行"10 点 10 分"走时,应适当降低行进速度,以便更好地保持身体的平衡。

（2）最初进行"10点10分"走练习会感觉双臂酸胀，因此必须保证锻炼时动作的准确性，不要因为胳膊酸疼就松懈下来。

（3）这项锻炼需要进行1~2个月后，才能感受到较明显的效果，坚持下去需要恒心和毅力做支撑。

第九章
平衡膳食养生保健法

人体作为一个有机整体与自然息息相通,饮食养生并非无限度地补充营养,而应遵循一定的原则。食物也有属性,必须根据食物的特点而灵活取舍,选用相应食物合理搭配,以符合人体健康的需要。

第一节　食物属性归类

中医学认为,食物有寒性、热性、温性、凉性和平性之分,按照"热者寒也,寒者热也"的原则,人们要根据不同的病情选食不同属性的食物。每一种食品犹如一味中药,合理的饮食可以保健养生,延年益寿,不合理的饮食可影响身体健康,甚至引起疾病。因此,在使用中必须了解食物中的四气与五味的属性,然后按照自己身体的不同情况和不同性质择食。

(1)食物四气,即寒、热、温、凉。除这四气外,还有性平,即不偏热亦不偏寒,这是食物本身的性质。例如粮食中小麦、大麦具有寒凉之性,而糯米、籼米,属温性,粳米性平;在肉类中,猪肉、牛肉性平,而羊肉、狗肉性温;果品中,大多数果品属寒平之性,亦有少数果品属温性,如大枣、桂圆、杨梅、荔枝等。体质属温热者宜选用寒性食物;体质属寒者,宜选用温性食物。

(2)食物五味,即辛、甘、酸、苦、咸五种味道。辛味:具有散发、行气血的作用,如葱、姜、蒜等;甘味:具有补益、和中的作用,如粮食、果品大都具有补益作用,肉类、鱼类等亦为补益之品;酸味:具有收敛、固涩作用,如乌梅、山楂等;苦味:具有清热、利水等作用,如茶叶、苦瓜等;咸味:具有软坚、散结作用,如紫菜、海带等。中医认为,凡患热性病症时不应食辛辣、酒等热性食物,而应给予凉性食物。反之,患寒性病症的可以给予温热性的食物,而避免寒冷性质的饮食。此即中医理论中指出的"热者寒之,寒者热之"。

第二节　饮食禁忌

随着社会经济的发展和物质生活水平的提高,人们对一日三餐的要求不再只满足于填饱肚皮,已逐渐从吃饱向吃好转变。提倡膳食平衡,讲究科学饮食,也愈来愈被社会关注和重视。日常生活中,人们在注重科学膳食的同时,更应注重饮食搭配、食物相克及饮食宜忌。人们在生病或身体不适的时候,更需要了解食物和药物的性质,掌握食物与药物之间的相克机制,避免因饮食或服药不当而延误治疗甚至加重病情。药物或食物相克,是指药物与食物之间,药物与药物之间,食物与食物之间存在着相互拮抗、相互制约的关系。如果搭配不当,就会引起不适反应甚至中毒,这些反应大多呈慢性过程,往往在人体消化吸收和代谢过程中,降低药物或营养物质的利用率,从而导致营养缺乏,代谢失常,产生疾病或加重病情。

医学认为,吃得过多往往易造成消化不良。因过食必然加重胃、肠、肝、脾、胰等消化器官和组织的负担,同时也加重脑控制消化吸收的胃肠神经及食欲中枢的生理负荷,饱餐后的人很容易疲倦困乏,这就是体内代谢失调的信号。研究证实,饱食会使大脑组织的血液和氧气外流到消化道,胃肠循环血容量增加,致脑细胞血氧供应相对缺乏,而大脑是人体血氧消耗量最大的组织,血氧供应不足,脑细胞的新陈代谢受到抑制,人会出现昏昏欲睡。精制的甜食、高糖食物和脂肪食物对人体构成的"威胁"也很大,在日常饮食中要注意不可过多摄入。

第三节　平衡膳食

不仅一日中饮食要定时、定量,还要根据一年四季的气候变化调配饮食。《黄帝内经》要求"饮食有节",《素问·上古天真论》曰:"以酒为浆,以妄为常,醉以入房,以欲竭其精,以耗散其真,不知持满,不时御神,务快其心,逆于生乐,起居无常,故半百而衰也。"四时饮食不节还会导致很多疾病,如"饮食自倍,肠胃乃伤""膏粱厚味,足生大丁"等论述。《灵枢·师传》云,饮食要"热无灼灼,寒无沧沧,寒温中适"。张仲景指出:"服食节其冷热苦酸辛甘。"说明饮食一定要根据自己的身体状况,四时气候的变化情况,食物的性味等加以选择调配,才有益于人体的健康。一日中饮食有一定的要求,《三元参赞延寿书》云:"夜半之食宜戒,审酉前晚食为宜。"一年中的饮食,需要根据不同季节调配,张仲景曰:"春不食肝,夏不食心,秋不食肺,冬不食肾,四季不食脾。春不食肝者,为肝气旺,脾气败。若肝旺补肝,脾气败尤甚。"唐代孙思邈《千金方》曰:"春省酸增甘养脾气,夏省苦增辛养肺气,长夏省甘增咸以养肾气,秋省辛增酸养肝气,冬省咸增苦以养心气。"此外,四时食物的选择还要注意食物寒、热、温、凉四性与脏腑的关系。元代忽思慧在《饮膳正要》中指出:"春气温宜多食麦以凉之,夏气热,宜食菽以寒之,秋气燥,宜食麻以润之,冬气寒,宜食黍,以热性治其寒。"四时食物的选择除了注意食物的性味外,还要根据身体状况,阴阳的偏盛调配食物则更为合理。

人体内环境与自然环境间呈动态平衡,若因内外环境的改变或致病因素的干扰破坏了平衡,就可能导致疾病的发生,如气候突然变化,骤受寒冷,导致脏腑功能失调,应及时用驱寒食物以维持和促使人体内外环境相对稳定和平衡。

平衡膳食即在可能的情况下,尽可能食用多种食物,使种类齐全,数量充足,比例适当,避免偏食。嗜食某种食物可致使体内某些营养缺乏,谷物、蔬菜、水果,在膳食中均应尽可能占有适当比例,以保证机体的需求。在日常生活中,经常可见到因为偏嗜而引发的疾病,如过食辛辣温热性食物可产生口渴咽干、腹痛便秘等症。《素问·五脏生成论》中曾指出:"多食咸则脉凝泣而变色,多食苦则皮槁而毛拔,多食辛则筋急而爪枯,多食酸则肉胝而唇揭,多食甘则骨痛而发落。此五味之所伤也。故心欲苦,肺欲辛,肝欲酸,脾欲甘,肾欲咸,此五味之所合也。"尽管食物有营养机体的作用,但因其性能不同,偏嗜不仅起不到营养的作用,反而会导致脏腑功能失调,阴阳乖戾,危害健康,滋生疾病。

(1)因时制宜。食物的摄入本身就是自然界对人体内环境的一种直接干预,是保持人体内外环境相对统一的重要因素。正确运用不同性能的食物,可以使人体顺应气候变化,保持内环境的稳定,如夏季应多食西瓜、绿豆等,冬季应多食桂圆、红枣等,秋季应多食梨、百合等。

(2)因地制宜。我国地域广阔、物产丰富,但人们生活的地理位置和生态环境差别较大,故生活习惯和饮食结构不尽相同。使人体顺应不同地理环境条件,是提高食物疗效的重要方面,如东南沿海地区潮湿温暖,宜食清淡、除湿的食物;西北高原地区寒冷干燥,宜食温热、散寒、生津的食物。

(3)因人制宜。人体的生理病理状况,随着年龄的变化和体质的不同而有明显区别,若根据个人不同体质,有选择性地摄入食物,可起到防病治病、保持健康的作用。如儿童身体娇嫩,为稚阴稚阳之体,宜选用性质平和,易于消化,又能健脾开胃的食物,而应慎食滋腻峻补之品;老年人气血阴阳渐趋虚弱,身体各部分功能低下,故宜食用有补益作用的食物,过于寒凉和温热难于消化的食物均应慎用。个体上的差异,食物的选择有所不同,如男性因消耗体力过多,应注重阳气的守护,宜多食补气助阳的食物;而女性则有经、孕、产、乳等特殊生理时期,易伤血,故宜食清凉、阴柔、补血之品。阳虚者宜食温热补益之品;阴血不足者宜食养阴补血之品;易患感冒者宜食补气之品;湿热较甚者宜食清淡渗利之品。充分利用食物的各种性能,调节和稳定人体内环境,使之与自然环境相适应,方能保持健康、祛病延年。

一日三餐的合理和规律是饮食平衡的基础,能对人一整天的学习、工作和健康产生直接影响。俗话说,"早餐吃好,午餐吃饱,晚餐吃少",这正是将人体一天之内需要的热能和营养素合理分配到一日三餐中去的直观方法。早餐需要保证营养充足,因此主食以奶类、谷类和蛋类为好,热量应占到一天摄入热量的30%。午餐是机体一天中营养的主要来源,最好以米饭、面为主,辅以鱼、肉、蔬菜以及豆制品等,热量占全天食物热量的40%。晚餐不可暴饮暴食,讲究量少质高,可以选择碳水化合物为主的食物,热量不宜超过全天食物热量的30%。除了三餐的合理分配,保证进食时间的规律也是平衡饮食的重要方面,无规则的进食很容易导致胃溃疡等肠胃疾病。因此,定时进食是保证身体健康的关键。

营养是指食物中的营养素和其他物质间的相互作用与平衡,对人体的健康产生影响的过程,它是一种全面的生理过程,而不是专指某一种养分。营养状况和人的身心健康息息相关,对人体的生长发育,延年益寿,防治疾病,降低疲劳等方面都起到重要的作用。合理营养就是全面达到营养供给的饮食习惯,其最重要的基础就是平衡膳食。要做到平衡膳食,就要学会注意科学的调配食物,使其符合身体的实际需要,它关系人体的健康和疾病的防治,这对于代谢旺盛,精力充沛,活动量大的年轻人来说尤为重要。

第四节　食疗之法

自古以来,人们把养生的理论和方法叫作"养生之道"。例如《素问·上古天真论》云:"上古之人,其知道者,法于阴阳,和于术数,食饮有节,起居有常,不妄作劳,故能形与神俱,而尽终其天年,度百岁乃去。"此处的"饮食有节",就是食疗之道。饮食养生强调食养、食节、食忌、食禁等。《黄帝内经》云:"药疗不如食疗,救治于后,不若摄养于先。"用药物来治疗不如通过平日的饮食来滋补身体,与其在生病之后采用药物救治,不如在生病之前注重饮食中养分的摄入,滋补身体。

一、养生之道,各有所长

食疗又称食治,即利用食物来影响机体各方面的功能,使其获得健康或愈疾防病的一种方法。通常认为,食物是为人体提供生长发育和健康生存所需的各种营养素的可食性物质。也就是说,食物最主要的是营养作用。其实不然,中医很早就认识到食物不仅能提供人体所需营养,而且还能疗疾祛病。如近代医家张锡纯在《医学衷中参西录》中曾指出："食物，病人服之，不但疗病，并可充饥；不但充饥，更可适口，用之对症，病自渐愈，即不对症，亦无他患。"

食物疗法和药物疗法有很大的不同。食物治病最显著的特点之一，就是"有病治病，无病强身"，对人体基本上无毒副作用。也就是说，利用食物（谷肉果菜）性味方面的偏颇特性，能够有针对性地用于某些病症的治疗或辅助治疗，调整阴阳，使之趋于平衡，有助于疾病的治疗和身心的康复。但食物毕竟是食物，它含有人体必需的各种营养物质，主要在于弥补阴阳气血的不断消耗。因此，即便是辨证不准确，食物也不会给人体带来太大的危害。因此，食物疗法适应范围较广泛，主要针对亚健康人群，其次才是患者，作为药物或其他治疗措施的辅助手段，随着日常饮食生活自然地被接受。

食物疗法寓治于食，不仅能达到保健强身、防治疾病的目的，而且还能给人感官上、精神上的享受，使人在享受食物美味之中，不知不觉达到防病治病的目的。这种自然疗法与服用苦口的药物相比迥然不同，它不像药物那样易于使人厌服而难以坚持，人们容易接受自然疗法，可长期运用，对于慢性疾病的调理治疗尤为适宜。

二、食疗养生，强壮体魄

食疗是中国人的传统习惯，通过饮食达到调理身体、强壮体魄的目的。食疗文化源远流长，食疗是一种长远的养生行为。以前的人通过食疗调理身体,现在的人通过食疗减肥、护肤、护发。可以说,食疗即用食物代替药物而使疾病得到治疗、使人体恢复健康。

三、药食同源,以人为本

"药食同源"是中华原创医学中对人类最有价值的贡献之一。五谷杂粮有益于人类而无害于身体,因而性"中"。这是中华原创医学选择食品最主要的标准。这个标准建立在"以人为本"的基础上。在这个标准里,食品和药品并没有截然分开。食品中略略离开"中"时就会偏凉(如绿豆)或偏温(如豆豉)。如果偏离"中"较远时,就是"寒"与"热"。如果更远离"中"的就是"药"了,这就是凉药或者热药的来历。"寒者热之,热者寒之",这是中医的治疗原则,得了热病应该用凉药,如果热得不那么厉害,就不一定用药了,用性偏凉的食品(如前述的绿豆)调节就可以;反之亦然。这就是我们常说的食疗。

食疗是使用食品进行调理,而药膳则是将通常归入"药"范畴的食材变成可口的食品。比如当归生姜羊肉汤,既是药,又是美味佳肴。对于身体虚羸、冬天手脚常冰凉者当为首选。如果是极寒或者极热者,就叫作"毒"了。比如巴豆,一般人只要误食一粒就会一泻如水,因为它性极热,常用以治疗极寒者。故《黄帝内经》云治病是"聚毒药以攻之",而不是"聚药以攻之"。因此,无论食品、药物甚至"毒药",都是同源的,因为它们的目的相同——就是将偏离正常状态的现象恢复到常态。

　　中医强调"药疗不如食疗"，因为以食物代替药物具有以下几大突出优点：一是食疗不会产生毒副作用，而药物治病则不然，长期使用往往会产生各种副作用和依赖性，而且还可能对人体的某些健康造成影响；二是食物都是日常生活中的平凡之物，价格低廉，让人们在日常用餐中便可达到治病的目的；三是食物还具有适中的优点，让人们在享受美食的过程中祛除病痛。

　　当然，食疗虽有防病治病的功效，有不同于药物治疗的优点，但不等于食疗能包治百病，也不能因此代替药物治疗。如果病情急重或应用食疗后病症不减轻，应该请医生指导。

四、以食为疗，贵在知法

　　现如今，人们越来越崇尚健康天然的治疗方法。下面是世界上最流行的几种食疗方法。食疗长期坚持才有用。

　　（1）红茶防治流感。日本科学家用比一般红茶水浓度淡的红茶液在病毒感染区浸泡 5 秒，该病毒就会失去感染力。为此，研究人员提出：在流感高发季节，人们常饮红茶或坚持用红茶水漱口可以预防流感。

　　（2）维生素 B_6 防治糖尿病。法国、意大利及日本均有报道，维生素 B_6 低于正常值的糖尿病患者，每日供给 100 毫克维生素 B_6，6 周后四肢麻木及疼痛等症状会减轻或消失。平时多吃糙米、面粉、蛋、白菜、干酵母等富含维生素 B_6 的食物，同样对防治糖尿病有效。

　　（3）牛奶防治支气管炎。美国学者最近的一项调查统计发现，吸烟者患慢性支气管炎的人有 31.7% 是从来不喝牛奶的，而每天喝牛奶的吸烟者中患支气管炎的人却低于 20%。因为牛奶中所含的大量维生素 A 可保护支气管和支气管壁,使之减少发炎的危险。

(4)蜂王浆防治关节炎。英国科学家对 200 名关节炎患者进行研究后得出一个新结论:每天服用一次蜂王浆的关节炎患者,其疼痛减轻程度高达 50%,关节灵活度也改善了 17%。

(5)橘子汁防治尿道感染。美国妇产科医生研究认为,易患尿道感染的人,每天喝 300 毫升的橘子汁,有助于防治尿道感染,其效果比单纯饮水要好。

(6)南瓜子防治前列腺病。美国研究人员发表的一篇科研论文指出,每天坚持吃一把南瓜子(50 克左右),可治疗前列腺肥大,明显改善第三期病情。因为南瓜子中的活性成分可消除前列腺初期的肿胀,同时还有预防前列腺癌的作用。

(7)淀粉类食物防治肠癌。英国剑桥大学的研究表明,澳大利亚结肠癌发生率是中国人的 4 倍,其主要原因就是澳大利亚人摄入的淀粉少。专家们指出,香蕉、土豆、豌豆等富含淀粉类食物中的丁酸盐能直接抑制大肠细菌繁殖,是癌细胞生长的强效抑制物质。

(8)菠菜防治视网膜退化。美国哈佛大学最近的一项研究表明,每周吃 2~4 次菠菜,可降低视网膜退化的危险。据称,菠菜保护视力的关键是叶黄素,此化合物存在于深色绿叶蔬菜中,可防止太阳光对视网膜的损害。

(9)苦瓜清暑祛热、明目解毒、养血益气。对热病烦渴、中暑、痢疾、目赤、痈肿、丹毒、恶疮等有食疗作用。此外,常食还能降低血糖、增强机体免疫力,使皮肤细嫩柔滑。

第十章
时辰节律养生保健法

第一节　人体生物钟

生物钟又称生理钟，是生物体内的一种无形的"时钟"，实际上是生物体生命活动的内在节律性，是由生物体内的时间结构序所决定的。通过研究生物钟，目前已产生了时辰生物学、时辰药理学和时辰治疗学等新学科。人体随时间节律有时、日、周、月、年等不同的周期性节律。例如人体的体温在 24 小时内并不完全一样，早上 4 时最低，18 时最高，但相差在 1℃ 以内。人体正常的生理节律发生改变，往往是疾病的先兆或危险信号，矫正节律可以防治某些疾病。许多学者的研究指出，按照人的心理、智力和体力活动的生物节律，来安排一天、一周、一月、一年的作息制度，能提高工作效率和学习成绩，减轻疲劳，预防疾病，防止意外事故的发生。反之，假如突然不按体内的生物钟节律安排作息，人就会在身体上感到疲劳、在精神上感到不舒适等。

万物之灵的人类，同样受着生命节律的支配。有人把人体内的生物节律形象地比喻为"隐性时钟"。科学家研究证实，每个人从诞生之日直至生命终结，体内都存在着多种自然节律，如体力、智力、情绪、血压、经期等，人们将这些自然节律称作生物节律或生命节奏等。人体内存在一种决定人们睡眠和觉醒的生物钟，生物钟根据大脑的指令，调节全身各种器官以 24 小时为周期发挥作用。

早在 19 世纪末，科学家就注意到了生物体具有"生命节律"的现象。20 世纪初，德国内科医生威尔赫姆·弗里斯和一位奥地利心理学家赫尔曼·斯瓦波达，他们通过长期的临床观察，揭开了其中的奥秘。原来，在患者的病症、情感以及行为的起伏中，存在着一个以 23 天为周期的体力盛衰和以 28 天为周期的情绪波动。大约过了 20 年，奥地利因斯布鲁大学的阿尔弗雷特·泰尔其尔教授，在研究了数百名高中和大学学生的考试成绩后，发现人的智力是以 33 天为波动周期的。于是，科学家们依据体力、情绪与智力盛衰起伏的周期性节奏，绘制出了三条波浪形的人体生物节律曲线图，被形象地喻为一曲优美的生命重奏。到了 20 世纪中叶，生物学家又根据生物体存在周期性循环节律活动的事实，创造了"生物钟"一词。

人体一天中的各种生理波动如下：

1 点钟：处于深夜，大多数人已经睡了 3～5 小时，由入睡期—浅睡期—中等程度睡眠期—深睡期，此时进入有梦睡眠期。此时易醒，对痛特别敏感，有些疾病此时易加剧。

2点钟:肝脏仍继续工作,利用这段人体安静的时间,加紧产生人体所需要的各种物质,并把一些有害物质清除体外。此时人体大部分器官工作节律均放慢或停止,处于休整状态。

3点钟:全身休息,肌肉完全放松,此时血压低,脉搏和呼吸次数少。

4点钟:血压更低,脑部的供血量最少,肌肉处于最微弱的循环状态,呼吸仍然很弱,此时人容易死亡。此时全身器官节律仍放慢,但听力很敏锐易被微小的动静所惊醒。

5点钟:肾脏分泌少,人体已经历了3~4个"睡眠周期"(无梦睡眠与有梦睡眠构成睡眠周期),此时觉醒起床,很快就能进入精神饱满状态。

6点钟:血压升高,心跳加快,体温上升,肾上腺皮质激素分泌开始增加,此时机体已经苏醒,想睡也睡不安稳了,此时为第一次最佳记忆时期。

7点钟:肾上腺皮质激素的分泌进入高潮,体温上升,血液加速流动,免疫功能加强。

8点钟:机体休息完毕而进入兴奋状态,肝脏已将身体内的毒素全部排尽。大脑记忆力强,为第二次最佳记忆时期。

9点钟:神经兴奋性提高,记忆仍保持最佳状态,疾病感染率降低,对痛觉最不敏感。此时心脏开足马力工作,精力旺盛。

10点钟:积极性上升,热情将持续到午饭,人体处于第一次最佳状态,苦痛易消。此时为人体创造力最旺盛时刻,任何工作都能胜任,此时虚度实在可惜。

11点钟:心脏照样有节奏地继续工作,并与心理处于积极状态保持一致,人体不易感到疲劳,几乎感觉不到大的工作压力。

12点钟:人体的全部精力都已调动起来。全身总动员,需进餐。此时对酒精仍敏感。午餐时一桌酒席后,下半天的工作会受到重大影响。

13点钟:午饭后,精神困倦,白天第一阶段的兴奋期已过,此时感到有些疲劳,宜适当休息,最好午睡半个小时至1小时。

14点钟:精力消退,此时是24小时周期中的第二个低潮阶段,此时反应迟缓。

15点钟:身体重新改善,感觉器官此时尤其敏感,人体重新走入正轨。工作能力逐渐恢复,是人体分析和创造力最旺盛的时刻,可持续数小时。

16点钟:血液中糖分增加,但很快又会下降,医生把这一过程称为“饭后糖尿病”。

17点钟:工作效率更高,嗅觉、味觉处于最敏感时期,听觉处于一天中的第二高潮。此时开始锻炼比早晨效果好。

18点钟:体力和耐力达一天中最高峰,想多运动的愿望上升。此时痛感重新下降,运动员此时应更加努力训练,可取得好的运动和训练成绩。

19点钟:血压上升,心理稳定性降到最低点,情绪最不稳定,容易激动,小事可引起口角。

20点钟:当天的食物、水分都已充分贮备,体重最重。反应异常迅速、敏捷。

21 点钟：记忆力特别好，直到临睡前为一天中最佳的记忆时间（第四次，也是最高效时）。

22 点钟：体温开始下降，睡意降临，免疫功能增强，血液内的白细胞增多。呼吸减慢，脉搏和心跳降低，激素分泌水平下降。体内大部分功能趋于低潮。

23 点钟：人体准备休息，细胞修复工作开始。

24 点钟：身体开始其最繁重的工作，更换已死亡的细胞，建立新的细胞，为下一天做好准备。

科学研究证明，节律养生是提高生活质量与工作、学习效率，放松身心，减少疾病，增进健康，延年益寿的最有效、最实际和最经济的一种方法。

第二节 子午流注养生

随着现在外部环境的变化和工作压力的加剧，越来越多的人希望自己在疲惫的工作后能拥有一个养生法则来缓解身体的压力，将这种亚健康状态改变。因此各种各样的养生法则流于世上，而十二时辰养生法则是最受人们喜爱的一种。

中医子午流注在我国历史悠久，其理论基础在两千多年前的中医经典《黄帝内经》中就已经奠定，在中华民族传统医学的宝库中，是最具有特色的宝贵理论。子午是指时辰，流是流动，注是灌注，子午流注理论是把一天 24 小时分为 12 个时辰，对应十二地支,与人体十二脏腑的气血运行及五腧穴的开合进行结合,在一日十二时辰之中人体气血首尾相衔的循环流注,盛衰开合有时间节奏、时相特性。中医哲学主张天人合一,认为人是大自然的组成部分,人的生活习惯应该符合自然规律。中医的子午流注十二时辰养生法,是一套完整的养生体系,是人与自然和谐相处的根本。把人的脏腑在十二时辰中的兴衰联系起来看,环环相扣,十分有序(图10-2-1)。

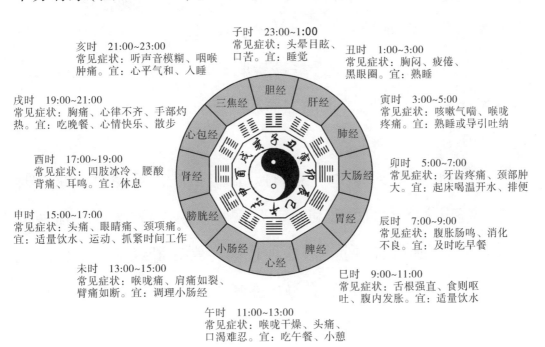

图10-2-1　十二时辰养生对照表

子时:胆经当令(23:00~1:00)。胆经最旺,这个时候是胆经当令,"当令"就是当班的意思。胆汁需要新陈代谢,人在子时入眠,胆方能完成代谢。"胆有多清,脑有多清。"凡在子时前入睡者,有利于骨髓造血,晨醒后头脑清新、气色红润。反之,子时不入睡者日积月累易使面色青白,生肝炎、胆囊炎、结石一类病症,其中一部分人还会因此"胆怯"。这个时辰养肝血(阴)最好。生活当中有个别奇怪的现象:有的人晚饭后,8、9 点钟就昏昏欲睡,但一到晚上 11 点就清醒了,所以习惯晚上 11 点以后开始工作;还有的人到了晚上 11 点总想吃点东西。这是因为这个时候恰恰是阳气开始生发了,所以一个很重要的原则就是最好在晚上 11 点前睡觉,这样才能慢慢地把这点生机给养起来,人的睡眠与人的寿命有很大关系,所以睡觉就是在养阳气。子时是一天中最黑暗的时候,阳气开始生发。《黄帝内经》云,"凡十一藏皆取于胆"。取决于胆的生发,胆气生发起来,全身气血才能随之而起。子时把睡眠养住了,对一天至关重要。

丑时:肝经当令(1:00~3:00)。肝经最旺,"肝藏血",这个时候是肝经当令。人的思维和行动要靠肝血的支持,废旧的血液需要淘汰,新鲜血液需要产生,这种代谢通常在肝经最旺的丑时完成。如果丑时不入睡,肝还在输出能量支持人的思维和行动,就无法完成新陈代谢。《黄帝内经》云,"卧则血归于肝"。所以丑时未入睡者,日子久了易使面色青灰,情志倦怠而躁,易生肝病。这个时候一定要有好的睡眠,否则肝就养不起来。

寅时:肺经当令(3:00~5:00)。肺经最旺,"肺朝百脉",肺经当令。肝在丑时把血液推陈出新之后,将新鲜血液提供给肺,通过肺送往全身。所以人在清晨面色红润,精力充沛。寅时,有肺病的人反应尤为强烈,剧咳或哮喘或发热。这个时间是人从静变为动的开始,是转化的过程,这就需要有一个深度的睡眠。人睡得最沉的时候应该是3点到5点,这个时候恰恰是人体气血由静转动的过程,它是通过深度睡眠来完成的。心脏功能不太好的老人不提倡早锻炼,有心脏病的人一定要晚点起床,而且要慢慢地起,也不主张早上锻炼。

卯时:大肠经当令(5:00~7:00)。大肠经最旺,"肺与大肠相表里",这个时候是大肠经当令。肺将充足的新鲜血液布满全身,紧接着促进大肠经进入兴奋状态,完成吸收食物中水分与营养、排出渣滓的过程。因此,大便不正常者在此时需要辨证调理。这个时候,天也基本亮了,天门开了,五点醒是正常的。这个时候我们应该正常地排便,把垃圾毒素排出来。这个时候代表地户开,也就是肛门要开,所以要养成早上排便的习惯。排便不畅,应该憋一口气,而不是攥拳。中医认为肺与大肠相表里,肺气足了才有大便。

辰时:胃经当令(7:00~9:00)。胃经最旺,这个时候是胃经当令。胃经是人体正面很长的一条经脉,人在7点吃早饭最容易消化。如果胃火过盛,嘴唇干,重则唇裂或生疮,可以在7点清胃火。胃寒者7点养胃健脾。这时候吃早饭,就是在补充营养。这个时候是天地阳气最旺的时候,所以说吃早饭是最容易消化的时候。早饭吃多了是不会发胖的。因为有脾经和胃经在运化,所以早饭一定要吃多、吃好。吃早饭就如同春雨一样金贵。

巳时:脾经当令(9:00~11:00)。脾经最旺,"脾主运化,脾统血",这个时候是脾经当令。脾是消化、吸收、排泄的总调度,又是人体血液的统领。"脾开窍于口,其华在唇。"脾的功能好,消化吸收好,血的质量好,所以嘴唇是红润的。否则唇白,或唇暗、唇紫。脾虚者9点健脾;湿盛者9点利湿。脾是主运化的,早上吃的饭在这个时候开始运化。在五脏六腑里,脾就像个忙忙碌碌的小丫鬟,但如果她病了,我们五脏六腑这个大宅门就都不舒服了,就会得所谓的"富贵病",如糖尿病。如果人体出现消瘦、流口水、湿肿等问题,都属于脾病。

午时:心经当令(11:00～13:00)。心经最旺,"心主神明,开窍于舌,其华在面",这个时候是心经当令。心推动血液运行,养神、养气、养筋。人在午时能睡片刻,对于养心大有好处,可使下午乃至晚上精力充沛。心率过缓者11点补心阳;心率过速者滋心阴。子时和午时是天地气机的转换点,人体也要注重这种天地之气的转换点。对于普通人来说,睡子午觉最为重要,晚上11点睡觉和中午吃完饭以后睡觉,睡不着闭一会儿眼睛都有好处。

未时:小肠经当令(13:00～15:00)。小肠经最旺,这个时候是小肠经当令。小肠分清浊,把水液归于膀胱,糟粕送入大肠,精华输送进脾。小肠经在未时对人一天的营养进行调整。饭后两肋胀痛者在此时降肝火、疏肝理气。小肠是主吸收的,它的功能是吸收被脾胃腐熟后的食物精华,然后把它分配给各个脏器。午饭要吃好,营养价值要丰富一些。心和小肠相表里。表就是阳,里就是阴。阳出了问题,阴也会出问题,反之同样。心脏病在最初很可能会表现在小肠经上。有的患者每天下午两点多钟就会胸闷心慌,可到医院又查不出心脏有什么问题。因为小肠属于阳,是外边。外边敏感的地方出了问题,里边的心脏肯定也会出现问题。

申时:膀胱经当令(15:00~17:00)。膀胱经最旺,这个时候是膀胱经当令。膀胱贮藏水液和津液,水液排出体外,津液循环在体内。若膀胱有热可致膀胱咳,即咳而遗尿。申时人体温度较热,阴虚的人尤为突出,在这个时间滋肾阴可调理此征。膀胱经从足后跟沿着后小腿、后脊柱正中间的两旁,一直上到脑部,是一条大的经脉。比如说小腿疼那就是膀胱经的问题,而且是阳虚,是太阳经虚之相。后脑疼也是膀胱经的问题,而且记忆力衰退也和膀胱经有关,主要是阳气上不来,上面的气血不够,所以才会出现记忆力衰退的现象。如果这个时候特别犯困,就是阳虚的毛病。

酉时:肾经当令(17:00~19:00)。肾经最旺,"肾藏生殖之精和五脏六腑之精,肾为先天之根",这个时候是肾经当令。经过申时的人体泻火排毒,肾在酉时进入贮藏精华的时辰。肾阳虚者酉时补肾阳最为有效。肾主藏精。人体细胞组织哪里出现问题,"精"就会变成它或帮助它。精是人体中最具有创造力的一个原始力量。当人体需要什么的时候,把精调出来就可以得到这个东西。比如缺红细胞,精就会变出红细胞。从另外一个角度讲,元气藏于肾,元气是天生的,也就是所谓"人活一口气"。这个元气藏于肾。所以到一定年龄都讲究补肾,而身体自有一套系统,经脉要是不通畅的话,吃多少补品都没用,补不进去,一定要看自己的消化吸收能力。肾精足的一个表现就是志向。比如老人精不足就会志向不高远,小孩子精足志向就高远。所以人要做大事,首先就是要保住自己的肾精。

戊时:心包经当令(19:00~21:00)。心包经最旺,"心包为心之外膜,附有脉络,气血通行之道,邪不能容,容之心伤",这个时候是心包经当令。心包是心的保护组织,又是气血通道。心包戊时兴旺可清除心脏周围的外邪,使心脏处于完好状态。心发冷者戊时补肾阳;心闷热者戊时滋心阴。心包是心脏外膜组织,主要是保护心肌正常工作,人应在这时准备入睡或进入浅睡眠状态。很多人出现心脏的毛病都可以归纳为心包经的病。如果心脏跳得特别厉害,那就是心包受邪了,先是心怦怦地跳,然后毛病就沿着心包经一直走下去。心包经又主喜乐,所以人体在这个时候应该去做娱乐活动。

亥时:三焦经当令(21:00~23:00)。三焦经最旺,这个时候是三焦经当令。三焦指连缀五脏六腑的网膜状的区域。三焦是六腑中最大的腑,有主持诸气、疏通水道的作用。亥时三焦通百脉。人如果在亥时睡眠,百脉可休养生息,对身体十分有益。《黄帝内经·灵枢》云:"经脉流行不止,与天同度,与地同纪。"三焦一定要通畅,不通则生病。亥时的属相是猪,猪吃饱了就睡。所以在亥时就应该休息了,让身体和灵魂都得以休息。

《灵枢·营气篇》和明《针灸大成》气血流注时辰歌:肺寅大卯胃辰宫,脾巳心午小未中,申胱酉肾心包戊,亥三子胆丑肝通。

第三节　顺应四时、作息有度

一、顺应四时

人的精神活动要顺应四时气候的变化。通过四时的调养，才能使精神内守，生气不竭，防止疾病的发生。情志应四时的思想最早见于《黄帝内经》，如《灵枢·本神篇》云："故智者之养生也，必顺四时而适寒暑，和喜怒而安居处，节阴阳而调刚柔，如是则僻邪不至，长生久视。"人们生活在自然之中，自然界的四时变化无疑会对人们的身心健康产生影响。人的五脏和四季气化是完全相通的，春（风）气通于肝；夏（火）气通于心；长夏（湿）气通于脾；秋（燥）气通于肺；冬（寒）气通于肾。

春天是阳长阴消的开始，所以应该养阳。春天主生发，万物生发，肝气内应，养生之道在于以养肝为主，原则是生而勿杀，以使志生。养神志以欣欣向荣。"逆之则伤肝，夏为寒变，奉长者少。"意思是伤了肝气，就会降低适应夏天的能力。所以《黄帝内经》提出：春三月，夜卧早起，广步于庭（到庭院中散步），被发缓形，以使志生（使志气生发）。

夏天是阳长阴消的极期，夏天主长，万物茂盛，心气内应，养生应以养心为主。要使气得泄（当汗出就汗出），因为夏天属阳，阳主外，所以汗多。逆之则伤心，秋天就会得痎症（呼吸方面的病），就会降低适应秋天的能力,所谓奉收者少。正如《黄帝内经》所说:夏三月,夜卧早起,无厌于日(不要怕阳光),使志无怒(心情要愉快),使气得泄(不要闭汗),若所爱在外(多到户外活动)。

秋天是阴长阳消的时候,所以要养阴为主。秋天主收,万物收敛,肺气内应,养生应以养肺为主。收敛神气,逆之则伤肺,冬为飧泄(食谷不化如火烧之饭的病证),奉藏者少(降低了适应冬天的能力)。所以《黄帝内经》云:秋三月,早卧早起,与鸡俱兴(与鸡一起作息),使志安宁,收敛神气。

冬天,大地收藏,万物皆伏,肾气内应而主藏,养生应以养肾为主,逆之则伤肾,春天会生痿病,奉生者少(降低了适应春天的能力)。所以《黄帝内经》云:冬三月,万物闭藏,水冰地坼,无扰乎阳(不要耗散阳气),要让神气内守,要避寒就温,少出汗,必待日光(多晒太阳)。

顺天时是在中医学"天人相应"思想指引下提出的一条重要养生原则。所谓顺天时,就是通过人体内部的调节使之与外界的自然环境的变化相适应,从而保持正常的生理功能。如果外界自然环境发生反常的变化,而人体的调节功能又不能适应时,人体内外环境的相对平衡即遭到破坏而产生疾病。人生天地之间,宇宙之中,一切生命活动不仅与大自然息息相关,而且受社会的制约和影响。这种把人体生理现象、精神活动与自然、社会结合起来考察人类生命规律的观点,就是中国古代文化所特有的"天人相应"的思想,也就是宇宙万物一体的观念。

从文字记载考证,最初人们的这种认识还是比较朦胧的,如

《管子》一书中指出："人与天调，然后天地之美生。"这里从天人关系中提出两者协调一致的重要性。到了西汉初年，《淮南子·精神训》用人同天相比，发现一些类似之处，曰："头之圆也像天，足之方也像地。天有四时、五行、九解、三百六十五日，人亦有四肢、五脏、九窍、三百六十六节。天有风、雨、寒、暑，人亦有取、与、喜、怒。故胆为云，肺为气，肝为风，肾为雨，脾为雷，以与天地相参与，而心为之主。"这种简单的类比，自然没有多少科学价值，但它试图说明人是大自然的一部分，两者有一定关系，从这一点来讲，则有某些朴素的唯物主义因素。《黄帝内经》的问世，科学地指出了人与自然的关系。如《素间·阴阳应象大论》云："天地者，万物之上下也。"《素间·生气通天论》云："天地之间，六合之内，其气九州九窍，五脏十二节，皆通乎天气。"这些论述非常清楚地阐明了自然界的一切事物和一切现象，它们彼此之间都是相互影响、相互关联、相互依存的，而不是孤立存在的，从而明确地指出了宇宙的整体关系。

　　一年的春夏秋冬四个季节，既各有其特点，又是互为联系而不可分割的，充分表现在春生、夏长、秋收、冬藏的连续性方面。春天到来，气候温暖，草木萌发，东风解冻，蛰藏之生物又开始活动起来，整个自然界充满一片新生气象；到了夏季，气候炎热，一切植物长得十分茂盛，各种生物活动更加活跃，整个自然界显现蓬勃的景象；秋天来了，气候开始凉爽，果实成熟，草木凋落，生物活动逐渐减少，整个自然界呈现一片清肃收敛的景象；冬季一到，气候变得寒冷，植物枯萎，泉水冰冻，许多小生物都蛰藏而停止活动，整个大地好像封藏起来一样。似这春温而生,夏热而长,秋凉而收,冬寒而藏,虽然四季有各自的特点,但实质上却是不可截然划分的整体。因为有了春温而生,才可能有夏热之长,秋凉之收,冬寒之藏。可见,春夏秋冬四个季节的变化是有连续性的,每个季节总是在前一个季节的基础之上发生发展起来。没有温热,也就无所谓寒冷,没有生长,也就无所谓收藏,这里我们仅以气候为例说明宇宙是一个普遍联系着的统一整体,万物之间彼此密切相关,相互依存,相互制约,相互转化;万物从天地自然而生,最后又归于自然,反复循环,无有终时,这是宇宙万物的固有规律性。

二、作息有度

日常生活中的作息要顺应自然界的昼夜晨昏和春夏秋冬的变化规律,并要持之以恒。传统养生学认为"精、气、神"为人生三宝,神为生命的主宰,能够反映人体的脏腑功能和体现生命的活力,故"失神者死,得神者生"。人们起居有常,作息合理,就能保养人的精神,使人精力充沛,神采奕奕。所以清代名医张隐庵称:"起居有常,养其神也。"长期起居无常,作息失度,会使人精神萎靡,呆滞无神。一日的起居有常是指人体应按照"日出而作,日落而息"的原则安排每天的作息时间。一日之内随着昼夜晨昏阴阳消长的变化,人体的阴阳气血也进行相应的调节而与之相适应。人体的阳气在白天运行于外,推动着人体的脏腑组织器官进行各种功能活动。夜晚人体的阳气内敛而趋向于里,则有利于机体休息以便恢复精力。现代医学研究也证实,人体内的生物钟与自然界的昼夜规律相符,按照体内生物钟的规律而作息,有利于机体的健康;一年四季具有春温、夏热、秋凉、冬寒的特点,生物体也相应具有春生、夏长、秋收、冬藏的变化。人体在四季气候条件下生活,也应顺应自然界的变化而适当调节自己的起居规律,如《养老奉亲书》指出:"夏月暑地热,若檐下过道,穿隙破窗,皆不可乘凉以防贼风中人。"

（一）一日四时起居有常

中国文化认为四时的概念包括一天的四时和一年的四季。一天的四时指早晨、中午、晚上、半夜四个明显时间段,中医称之为平旦、日中、日西、夜半四个时间段,它与自然界的阴阳消长相关。一日都在阴阳变化之中,一昼夜阴阳交会之时在子时。中医主张人体应顺应自然界的规律,按时作息,睡觉应在子时以前,不主张每天熬夜超过深夜 12 点。

（二）一年四季调摄有度

中医谈养生,不但关注一天四时的变化,主张每天要顺应四时阴阳的变化,还关注一年四季气候的变化。春天万物生机勃勃,像早上初升的太阳一样,所以《黄帝内经》云:"春三月,此为发陈,天地俱生,万物以荣,夜卧早起,广步于庭,被发缓形,以使志生,生而勿杀,予而勿夺,赏而勿罚,此春气之应,养生之道也。"夏天阳气最盛,万物生长旺盛,枝繁叶茂,所有的生物体生机活跃,繁衍昌盛,故夏天主长养万物。《黄帝内经》云:"夏三月,此为蕃秀,天地气交,万物华实,夜卧早起,无厌于日,使志无怒,使华英成秀,使气得泄,若所爱在外,此夏气之应,养长之道也。"进入秋季,阳气开始衰减,阴气开始逐渐加强,故主收敛于内,盖阳主上升主热主发散,阴主下降主寒主收敛。故秋季阳气内收,水液不外泄,因而秋季主燥。《黄帝内经》云:"秋三月,此为容平,天气以急,地气以明,早卧早起,与鸡俱兴,使志安宁,以缓秋刑,收敛神气,使秋气平,无外其志,使肺气清,此秋气之应,养收之道也。"冬天天寒地冻,阳气更弱,万物因此而凋零,动物因此而闭藏冬眠,因此中医认为冬季主藏,《黄帝内经》云:"冬三月,此为闭藏,水冰地坼,无扰乎阳,早卧晚起,必待日光,使志若伏若匿,若有私意,若已有得,去寒就温,无泄皮肤,使气亟夺,此冬气之应,养藏之道也。"

(三)顺应自然把握健康

中医认为,顺应自然是健康长寿的基本方法。春天阳气生,阳主动,祖先给我们留下了许多合理的活动安排,如春游、踏青等,并提出了春耕作为主要工作目标。夏天主养万物,自然界万物阳气最旺,因此,生活当中要避免暑热。把西瓜作为祛暑之佳品,中医称之为天然白虎汤,能与医圣张仲景清热名方白虎汤相媲美。又强调不宜贪凉饮冷,应使人体阳气得以适度外泄,以求阴阳平衡稳定。秋天阳气始收,气候由热转凉,易感燥邪,又易产生内燥。故养生应关注秋燥,主张养心宁志,收敛神气。为了顺应秋天由热转凉的特点,人体要适当少穿些衣服,略冻一些,以适应冬季的到来。冬天气候寒冷,阳气藏于内,故人体顺应自然应保护阳气不受损伤,心宜宁静,不宜过动,运动不宜太过,防止汗泄太过,保持内外阳气的闭藏状态。此四季养生之大要,不可不知。

(四) 春捂秋冻老了没病

老百姓有句谚语:"春捂秋冻,老了没病。"《黄帝内经》也有"春夏养阳,秋冬养阴"之说,这些都成为我们日常生活中的基本原则。

春捂是指到了春天仍要多穿一些衣服,人不要太贪凉,实际上与春夏养阳的道理同出一辙;秋冻是指秋冬寒冷季节不要穿得太暖和,应当适度感受一点寒冷之气,使人的适应能力不断加强,以提高人体的御寒能力。同时,人要适当进一些补品,以补充阴精。这句谚语基本概括了中医的整体观念,既注重阳气的充盛,时时加以维护,又要注意阴精的不断补充与维系。所以中医"春夏养阳,秋冬养阴"的说法,是从养生的角度论述了顺应自然的一般原则。

人处于天地之间,作为自然界的一部分,是受大地之间变化规律支配的,自然界中的一切运动变化必然直接或间接地影响人体的生理功能和病理变化,唐代医家王冰称:"不顺四时之和,数犯八风之害,与道相失,则天真之气,未期久远而致灭亡。"顺应四时,不仅养生者宜遵循,对于康复医疗来说,亦是不可忽视的一环。这是因为要达到身体的健康,必然要使人体的内环境与外环境相统一,只有内外环境平衡协调,才能保持生理活动正常。

第十一章
心理养生保健法

　　瑞士最权威的心理研究机构 CNS 中心发现，精神压力不但能致人情绪低落、萎靡不振、容颜枯槁、失眠心悸、内分泌紊乱，出现持久的身心功能失调，还能导致皮肤干燥、松弛、萎黄，出现失去光泽和弹性的"凌乱皮肤综合征"。专家指出，如不积极认真对待，还会使新陈代谢恶性循环，加快皮肤衰老，严重影响身体的健康。

　　心理健康影响生理健康，皮肤的血液循环与分泌排泄等生理功能，均由自主神经控制和调节，自主神经又受大脑中枢神经的指挥。所以，人的精神、情绪可直接影响皮肤的色泽，并与皮肤病变发生密切的关系。愉悦兴奋、轻松平静、处事泰然、不焦不躁，可兴奋副交感神经，令人面色红润、容光焕发。反之，烦忧失意、精神紧张、情绪低落、悲痛愤怒等不良情绪，会兴奋交感神经，使人面色枯槁、灰暗、萎黄，并诱发某些皮肤病，如荨麻疹、风疹、斑秃、酒糟鼻、神经性皮炎等。若长期保持病态、扭曲心理，会导致人工性皮肤疾患，而长期使用安眠、治疗精神类疾病的药物，还会激发痤疮、银屑病等。

目前广受欢迎的精神心理养生法中,有不良情绪消除法和健康心理培养法两类。不良情绪消除法包括心临美境法、洒泪排忧法、诉说法等。健康心理培养法包括工作疗法、音乐疗法、休闲疗法、幽默疗法等。所谓"人逢喜事精神爽",其中乐观的性格也很重要。多数无忧无虑的人,精力充沛,身体健康。所以,一个人快乐与否,完全取决于他是否拥有健康的心境。

第一节 心主神明

心主神明指心有统率全身脏腑、经络、形体、官窍的生理活动和主司精神、意识、思维和情志等心理活动的功能。人体之神有广义和狭义之分。心所藏之神,既是主宰生命活动的广义之神,又包括精神、意识、思维、情志等狭义之神。故说心为"五脏六腑之大主""所以任物者为之心"。心主血脉与藏神功能密切相关。血液是神志活动的物质基础之一,心血充足则能化神、养神而使心神灵敏不惑。而心神清明,则能驭气并调控心血的运行,以濡养全身及心脉自身。

"心主神明"所指的"心",并非现代医学所指的器官心脏,所概括的心的功能及作用,也并非今天所讲的心脏本身的功能和作用。所指的"神",亦非神灵之神。中医所指的"心"与"神"实际上包括了大脑和大脑功能的一部分,指的是人的精神、思维、意识的发源地,即藏神的地方。《灵枢·本神》云:"所以任物者谓之心",即心有接受外界信息,并能产生精神、意识与思维活动,使人对外界的事物及自然环境做出反应的作用。著名医学家张介宾指出:"心为脏腑之主,而总统魂魄,并该意志……情志所伤,虽五脏各有所属,然求其所由,则无不从心所发。"把人的精神、意识、思维活动的产生也归属于心主神明的作用,归结于大脑的生理功能。如果心的生理功能即大脑生理功能正常,人就精神振奋,情志清晰,思维敏捷,能应变各种复杂的自然和社会环境的变化,与社会和自然和谐统一;反之,就会导致人的思维混乱,意识模糊,反应迟钝,精神萎靡不振,健忘善变,与社会、自然环境不能协调。

中医的"神"有广义和狭义之分。广义的"神",是指整个人体生命活动的外在表现;狭义的"神"则是指人的精神意识,思维活动,即心所主之"神"。心主神明理论一般认为起源于《黄帝内经》。《素问·宣明五气篇》云:"心藏神。"《灵枢·邪客》云:"心者,五脏六腑之大主也,精神之所舍也。"《黄帝内经》认为心与神的关系非常密切,神出于心,神藏于心,神舍于心。《素问·八正神明论篇》云:"请言神,神乎神,耳不闻,目明心开而志先,慧然独悟,口弗能言,俱视独见适若昏,昭然独明,若风吹云,故曰神。""慧然独悟""口弗能言""俱视独见"等,就是指人的聪明智慧。《灵枢·本神篇》谓:"心藏脉,脉舍神。"《灵枢·营卫生会》云:"血者,神气也。"血液是神志活动的物质基础,心具有主血脉的生理功能,所以才具有主神志的功能。因此,心主血脉的功能异常,亦必然出现神志的改变,如癫狂、昏迷、妄言、哭笑无常、悲不自胜。

"心主神明"认为,神是从生命存在时开始的。《灵枢·本神篇》谓曰:"故生之来谓之精,两神相搏谓之神。"从胎儿呱呱坠地之日起,人们就开始注意小儿的神态、神色、精神、眼神、神貌等,无不用"神"字来概括,说明神是生命活动的象征。人的目光语言、形体动作、思维精神,乃至人的面色、肌肤中,无不蕴含神气。正由于神存在的这种广泛性,才使神在诊断上具有独特的临床意义。神是先天之精生成的,又依赖后天水谷精微的滋养。《灵枢·平人绝谷篇》曰:"神者,水谷之精气也。"神的存在以水谷精微为物质基础,人体的精须依附于人的形体而存在,而不是一种虚幻、超脱于躯体之外而存在的某种灵魂。只有形体的存在,才有神的化身,才能体现神的活力。也就是说神、形不可分离。张景岳曰:"形者神之体,神者形之用,无神则形不可活,无形则神无以生。"说明中医学的"心主神明"论以唯物主义自然观为立论基础。

第二节　心态平衡

心态平衡,指的是心理上的各种因素没有激烈冲突,内心保持和谐状态。心态平衡用在不同场合,含义又颇复杂。医生讲健康知识,常提到心理平衡、心态平和。现代医学认为,人类多种疾病与心理上的不平衡、不和谐有关。压抑、紧张、愤怒、敌意等不良情绪容易破坏人体免疫系统。心态失衡对人们思想行为影响很广泛。心理上的过分担心、焦虑或愤懑,会令人痛苦不堪。

1992 年,世界卫生组织在著名的《维多利亚宣言》中提出了健康四大基石,即"合理膳食、适量运动、规律生活(含戒烟限酒)、心理平衡"。其中"心理平衡"就是心理养生的核心内容和要求,是最重要的健康基石。这个结论是人类抵抗各种疾病、追求健康长寿的宝贵经验和科学概括。古今医家、学者在这方面有许多论述,既见诸医学专著,也见诸其他著作。《黄帝内经》云"百病从心生",就是说心病是百病之源。孔子曰:"知者乐,仁者寿。"(《论语·雍也》)智者为什么快乐,仁者为什么会长寿?孔子回答:"知者不惑,仁者不忧。"(《论语·子罕》)意思是说聪明的人不迷惑,仁德的人不忧愁。诗人白居易也指出:"自静其心延寿命,无求于物长精神。"著名的健康教育专家洪昭光教授通过对老年病友的大量调查、研究和治疗得出结论:"所有健康长寿处方中,心理平衡是第一重要的。"他说:"谁掌握了心理平衡,谁就掌握了健康的金钥匙,谁就掌握了生命的主动权。"

我国古代医学十分重视心理因素对生理健康的作用和影响。《黄帝内经》云:"悲哀忧愁则心动,心动则五脏六腑皆摇。"又云:"怒伤肝,喜伤心,思伤脾,忧伤肺,恐伤肾。"说明心理平衡一旦失调,就会产生心理疾病,而心理疾病则必然导致生理疾病。例如,发怒会刺激大脑皮质,引起交感神经兴奋,自主神经变性,导致血管收缩,心率加快,肝火上升,情绪失控,引发或加重高血压、心脏病、肝炎病等。又如,一个人长期忧愁忧思,就会精神萎靡,消化不良,内分泌失调,免疫功能下降,伤脾伤肺,导致肺病、胃病和肾病。据专家调查,70%~80%的慢性疾病与心理因素有关。一般的忧愁、焦虑、抑郁等心理疾病会给人以伤身折寿的损害,而严重的心理疾病则会给人带来致命的危害。有的人身体或许很健壮，但心理上却存在着易怒易暴的个性心理特征。像周瑜、奥赛罗之类的人，他们不能做到"卒然临之而不惊，无故加之而不怒"，一旦遭遇强烈刺激，就会突发过激行为，自伤或伤害他人，造成人生悲剧。古人云："哀莫大于心死。"可见，心理因素的作用和影响是很大的。所以古人十分强调"勿忧""制怒"。

如何保持心态平衡？可以从以下三个方面努力。

第一，要学会换位思考，有宽容理解之心。俗话讲"将心比心"，就是对别人的行为不满时，学会设身处地为对方考虑，也许理解之心就会油然而生，愤怒之情也就悄然逝去，这是在碰到具体事情时，在微观意义上的心理调节。更重要的是要在宏观上学会改变自己的思维方式，提高自己的心理境界修养。人一生中要去三个地方走一走，一是去贫穷的地方走走，才会知道自己的富有，才不会身在福中不知福；二是要去监狱走走，看到那些失去自由的人，才会知道自由的重要性，才会遵纪守法；三是要去殡仪馆走走，看到那些失去生命的人，才知道财产、名利都是生带不来死带不去，才会懂得珍惜生命，热爱生活。遇到事情，辩证地看问题，会减少很多纠结情绪。

第二，要懂得感恩，有感激之心。人在心理上有一种错误的认知趋势：得到的是应该的，失去的才是不应该的。人际交往中有个"做十件好事，不如做一件坏事"的规律，即朋友间你为他做再多的好事，只要有一次对不住他，关系就会大打折扣，就是这种认知趋势的结果。这种认知趋势是最容易伤害人与人之间感情的。所以,我们在生活中要学会记情记恩,记住别人的好,总是心怀感激之心的人,自己心中在笑,世界也就都在向他笑。

第三,要有进取之心。人生难免有挫折与打击,摔倒的时候,千万不能躺倒在地上永远喊痛,而要在接受事实的同时,有"在哪里倒下就在哪里爬起来"的决心,然后再分析原因,找到可行的解决办法。面对困难能平静对待的人,心理自然就容易平衡。

第三节　大德长寿

早在春秋时期,孔夫子就提出了"仁者寿"的观点,他的那句"大德必得其寿"千古流传。历代医学家认为养生首先要养德,《千金翼方》云:"养老之要,耳无妄听,口无妄言,身无妄动,心无妄贪,此皆有益老人也。"

人的性格、道德修养属于精神世界,即大脑皮质活动的范畴。现代医学完全证实了大脑皮质活动对机体的主导作用和控制作用。现代医学表明,过度紧张是健康的一大天敌,人过度紧张时,血液和尿液中的活性物质儿茶酚胺含量明显增加,促进血脂升高、血管平滑肌细胞增殖形成动脉硬化;剧烈情绪变化往往使冠心病、心肌梗死突然发作,其引起的内分泌紊乱,可引发糖尿病、溃疡病和神经症等。生活在紧张环境中的灵长类动物,就容易发生心肌梗死,有专家的抽样调查证实,68%的胃溃疡患者与紧张有密切关系,身体一直保持紧张状态,促使胃酸分泌过多。

古人曾有"美意延年"之说。善良的人，心地无私，襟怀坦白，生活坦然，能保持最佳心理状态，增强免疫系统功能，抵御各种疾病的侵袭。有关专家发现，人做好事后唾液中免疫球蛋白的含量大大增加，这是一种抵御感染性疾病的抗体。

一、善良是心理养生的营养素

心存善良，就会以他人之乐为乐，乐于扶贫帮困，心中就常有欣慰之感；心存善良，就会与人为善，乐于友好相处，心中就常有愉悦之感；心存善良，就会光明磊落，乐于对人敞开心扉，心中就常有轻松之感。总之，心存善良的人，会始终保持泰然自若的心理状态，这种心理状态能把血液的流量和神经细胞的兴奋度调至最佳状态，从而提高机体的抗病能力。所以，善良是心理养生不可缺少的高级营养素。

二、宽容是心理养生的调节阀

人在社会交往中吃亏、被误解、受委屈的事总是不可避免的。面对这些，最明智的选择是学会宽容。宽容是一种良好的心理品质，不仅包含着理解和原谅，更显示着气度和胸襟、坚强和力量。一个不会宽容，只知苛求别人的人，其心理往往处于紧张状态，从而导致神经兴奋、血管收缩、血压升高，使心理、生理进入恶性循环。学会宽容就会严于律己，宽以待人，这就等于给自己的心理安上了调节阀。

三、乐观是心理养生的不老丹

乐观是一种积极向上的性格和心境,可以激发人的活力和潜力,解决矛盾,逾越困难;而悲观则是一种消极颓废的性格和心境,使人悲伤、烦恼、痛苦,在困难面前一筹莫展,影响身心健康。

四、淡泊是心理养生的免疫剂

淡泊,即恬淡寡欲,不追求名利。清末张之洞的养生名言"无求便是安心法";当代著名作家冰心也认为"人到无求品自高"。这说明,淡泊是一种崇高的境界和心态,是对人生追求在深层次上的定位。有了淡泊的心态,就不会在世俗中随波逐流,追逐名利;就不会对身外之物得而大喜,失而大悲;就不会对世事、他人牢骚满腹,攀比嫉妒。淡泊的心态使人始终处于平和的状态,保持一颗平常心,一切有损身心健康的因素,都将被击退。

五、心理养生"八戒"

一戒疑。疑心病者,总以为别人在暗算自己,一言一行都得提防,因此坐立不安,经常失眠。二戒妒。妒忌别人的成就,不考虑怎样奋起猛追,却希望别人栽跟头。三戒卑。觉得自己处处不及旁人,在人前仿佛矮三分。不喜欢和人共事,愈来愈孤僻,脾气越来越古怪。四戒傲。自以为是,周围的人对他敬而远之,他却自鸣得意。生活空虚,无所寄托,缺少乐趣。五戒躁。容易发脾气,脸红脖子粗或吵或闹,甚至骂人、打人、毁坏物件,然后心理上得到一种莫名其妙的满足。六戒愁。整天生活在忧虑之中,愁容满面,心事重重。七戒慎。时时提心吊胆,怕说错话,怕做错事,怕得罪人。八戒悲。一些不幸的事常常浮现在眼前,不觉悲从中来。

六、患者的心理养护

人一旦生了病,就会引起不同的心理反应。精神病患者有心理障碍是人所共知的,而身体生了病也会引起心理和生理功能的紊乱,使情绪稳定性和自我控制性降低,暗示性增强,容易出现情绪波动反应。生病的人心理活动是错综复杂的,可因人,因病,因身体状况、个性特征不同而不同。常见的主要有急躁心理、自尊心理、忧虑心理、依赖心理、焦虑恐惧与愤怒心理、消极被动心理、悲观与绝望心理、羞愧心理、同情心理、择优心理、退行心理、习惯心理、猜疑与顾虑心理等。根据不同的心理反应,可以通过亲人、朋友、医生或患者本人的言语、态度、行为等影响患者的心理活动,变不利的心理状态和行为成为有利于健康和康复的良性因素。

七、心理护理保健方法

1. 劳逸结合,有张有弛

人们应该客观地认识和评价自己的承受能力,把握机遇,发挥自己的长处,并学会在快节奏中提高自己的心理承受能力,在各种事件中基本保持心理平衡。要科学安排工作、学习和生活,制订切实可行的工作计划或目标,并适时留有余地。无论工作多么繁忙,每天都应留出一定的休息、放松的时间,尽量让精神上绷紧的弦有松弛的机会。对待事业上的挫折不必耿耿于怀,也不要为自己根本无法实现的宏伟目标白白地呕心沥血或累得精疲力尽。

2.身心功能,平衡利用

工作中若能平衡地利用身心各方面的功能,则获益匪浅。平衡是多方面的,诸如脑力与体力的平衡;左脑(抽象思维)与右脑(形象思维)的平衡;大脑各神经中枢的平衡;站、坐、走的平衡;用眼与用耳的平衡;等等。这样能使生理和心理的功能潜力得以充分发挥,有益身心健康。每一个脑力劳动者都应根据自己的工作特点,使保健与工作结合起来。

3.心理调节,升华感情

工作及生活中的烦恼是难以避免的,将忧愁痛苦强行积郁在胸显然不妥。心情不好时,应尽量想办法宣泄或转移,如找知心朋友聊聊,一吐为快,或出去走走,看看电影、电视,等等。遇有大的委屈或不幸时,不妨痛哭一场。心理学家指出,痛哭也是一种自我心理保护措施,能使不良情绪得以宣泄和分流,哭后心情自然会畅快一些。困难时要看到光明面,失败时要多看自己的成绩,要有自信心,相信自己的力量。这样有利于厘清思路,克服困难,走出逆境。

4.运动锻炼,养心健体

古人云:"流水不腐,户枢不蠹。"对于经常持续伏案工作的人来说,养成体育锻炼的习惯具有重要意义。因为运动能有效地增强机体各器官、系统的功能,且能促进脑细胞代谢,使大脑功能得以充分发挥,提高工作效率,延缓大脑衰老。每天可安排一小时锻炼,或根据自身情况灵活掌握,旨在放松身心,增强体质。

5.心理咨询,健康之师

如果遇到心理危机难于自行解脱,不妨求助专业心理咨询机构,可直接向心理医生咨询或拨打心理咨询电话。心理咨询被誉为"温柔的精神按摩",通过心理医生的劝导、启发、安慰和教育,能使当事者的认识、情感、意志、态度、行为等发生良性转化,增强信心,进而保持身心健康。

总之,患者的心理和情绪是疾病治疗过程中不可忽视的因素。有些疾病,情绪改善了甚至可以不药而愈。保持良好的心态和稳定的情绪需要患者家属和患者本人共同努力。

第十二章
养生保健实用诀窍

养生保健发展至今有很多简单实用的诀窍,易记易懂,广泛流传。养生在日常,保健在平时,健康记心中,长寿伴人生。

第一节　古代名家长寿之道

一、老子养生观

(1)养精蓄气,顺随自然,静修。

(2)祸莫大于不知足,罪莫过于贪得无厌。恬淡虚无,少思寡欲,遵从知足常乐的养生思想,顺乎自然养生观的理论。

(3)静柔功,柔中有刚,弱中有强,静中有动,保持人体生生不息的柔和之气,使生命永远处于运动的状态中,使人体获得健康长寿的根本。

二、孔子长寿观

（1）心理养生。孔子虽未遇明君，政治理想不得志，但他不空怀悲戚，而是乐观、豁达、开朗。《论语》云："知者乐，仁者寿""君子坦荡荡，小人长戚戚"。放下怨恨有令人意想不到的健康好处。清心寡欲，心胸坦荡，调节行动，道人之善，交好朋友有益健康，闲居家中，生活规律，精神舒畅，仁者乐山，智者乐水，大德者长寿。研究表明，愤怒与心脏病、中风、肺功能下降等疾病的发生有关。而原谅别人，可以减少焦虑，降低血压，让人呼吸得更加轻松畅快，而且这些好处会随着年龄的增长愈加明显。

（2）顺应天时。人生于天地之间，其生命活动就要与大自然的变化保持一致，需要根据四季气候变化的规律而改变自己的日常生活规律，人体的"小宇宙"要顺应自然这个"大宇宙"。

（3）才艺养生。根据《史记·老子世家》记载："孔子长九尺六寸，人皆谓之长人而异之。"孔子身高 1.91 米，力大惊人，文武双全。射箭、音乐等无不精通。"生命在于运动"，不但人的身躯与四肢需要运动，而且大脑同样需要运动，大脑的运动就是思维和记忆。经常阅读书报杂志，不断学习各种新的知识，并反复思考与记忆，这对大脑是一个极好的锻炼。不断参加学习，不断获取新的知识，就能开阔眼界，扩大视野，充实生活内容，丰富精神世界，使人心情愉悦，自然有利于延缓衰老。

（4）起居有常。孔子提倡饮食起居，重视日常养生。粮米变质不吃,鱼肉腐败不吃,食物颜色不正常不吃,气味难闻不吃,烹调拙劣不吃,不该进食时不吃等万世警语,是延年益寿的金玉良言。因此积极改善居住环境,调整饮食结构,规范饮食习惯,起居有常,劳逸结合是健康长寿永远不变的宗旨。

三、孟子的长寿之道

孟子是继孔子之后又一儒家名人。他活了84岁,可谓古代养生的典范。归纳起来,其养生方法有以下几个方面。

(1)终生善养"浩然之气"。孟子把自己喻为"大丈夫",而"富贵不能淫,贫贱不能移,威武不能屈",是养浩然之气最好的方法。孟子平时做事处处以"义"为规范,久而久之,渐入佳境。

(2)品德高尚,修养身心。"修其身而天下平",即以修养身心的道理和方法来治理国家。孟子提倡:要保养良心,减少和驻欲;先正己后正人,要与人为善;要交品德端正之友;要守分安常,不忧穷困;要"苦其心志,劳其筋骨";少说话,不自满;要与民同乐,与人共享音乐的快乐;要有恻隐之心(仁),羞恶之心(义),恭敬之心(礼),是非之心(智)。

(3)生活恬淡,喜好运动。孟子平时吃饭一般只吃一小竹篮饭和一小壶汤。他认为只要吃饱就行,所以并不挑食。孟子还喜欢"狩猎"运动,并成为其教学的必修课。

四、白居易健康之道

（1）认为生老病死是人生必然规律，忧伤是无用的。强调心静少欲，不求过分之事，方能延寿命。

（2）主张"心闲诚劳"的养生法则。每天有事做但不过于劳累。对长生法十分反感，用事实评述秦皇汉武求不死之药未能长寿的事实。

（3）指出寿命长短不在胖瘦贫富，认为音乐对人有去忧、安慰疗疾之效。提出"岂有物相累，兼无情可忘，不须忧老病，心是自医王"。

（4）独到新颖的见解，客观辩证的养生观，乐天不泯的自我写作，值得后人珍视继承，研究创新发展。

五、陆游养生四法

（1）起居饮食当自省，适宜养人，太过伤人，饥饱适度。

（2）按摩，导引，吐纳，常用法。

（3）梳头洗脚长生事。

（4）情志调摄，治心无他法，要使百念空，吟诗是养生的一种手段，种菜、扫地、钓鱼、擦桌子样样都干。

六、苏东坡养生法

（1）精通养生之道，著有《上张安道养生诀论》《论养生论》《间养生》等。一生曲折，饱尝艰辛，花甲之后，精力旺盛，双目有神。

（2）习惯梳发，对茶的作用见解独特，早晚盘坐力摩脚心200下，饮食有节，达观好动。

（3）领略古迹山川风光，开拓内心世界，为百姓做好事。

七、康熙养生奥秘

（1）注重养生不滥补，不喜厚味，粗食蔬，不喜酒，不吸烟，滥服补药大无益。

（2）药性宜心不宜脾，有益肺不宜肾，药补不如食补益。

（3）人生哲理要发挥，不崇豪华谙养生，平常生活淡食饮。

（4）书法宽怀强健体，心理调节健身心，宽怀只有数行字，恒劳知逸忍耐力。

（5）秋高气爽疾马奔，舒展筋骨狩猎骑，厌恶抽烟不饮酒，中西结合推西医，保健养生崇科学，寿星皇帝人称奇。

第二节　养生益寿小锦囊

一、勤交流

离退休老人不再有工作打扰，远离了应酬。有些人一下子难以适应退休生活，总感到空虚无聊、无所适从。为了避免孤独，要走出室外，创造条件多与人交流，说新闻、谈形势、聊发展、看未来。不能老是离群寡居，应多交笔友、球友、棋友、书友、舞友、戏友等，特别是单身老人,更不能"深居闺中",要拾起自己年轻时来不及发展的兴趣和爱好,与有相同爱好的朋友切磋交流,使自己的退休生活丰富多彩。

二、勤动脑

"大脑乃生命活动之中枢",五脏六腑的功能及肢体活动都由大脑控制,只有大脑健康,长寿才有可能实现。人的大脑约有140亿个脑神经细胞,成年以后不断衰减。日本有人对210名各年龄段人的脑组织进行X线断层摄影后发现,40岁以下的人脑组织基本没有什么变化,40岁以后,人的脑组织开始缩小,空隙部分日益增多,懒于用脑的人比勤于用脑的人萎缩要快。

美国有人对180名修道院的修女进行用脑与长寿的研究,结果发现,其中勤于用脑者平均年龄高达88.5岁,而且比不善于用脑者痴呆发生晚10年。我国秦汉以来3000多位著名文人学者平均寿命为65岁以上,大大超过了同代人。

勤于用脑就是要勤于读书学习,包括读书、看报、看电视、收听广播、上网等,获得更多信息,保持"智力青春",能写作就更好了。特别是已退休的老人,不能终日无所事事,要采取适合自己的方式,不断学习充实大脑,积累"神经贮备"。

读书学习是一种全身性的活动,眼、耳、口、脑、手并用,最有益于身心健康,能增强大脑的新陈代谢活动,提高大脑皮质的兴奋性,有利于激活脑细胞。正所谓脑越用越灵,能有效防止脑细胞的衰退和衰老。此外,读书学习还可以集中意念,有"定志凝神"的作用。"人过三十不学艺"是一种错误的观点,要坚决摒弃! 人接受知识越多,对大脑产生的保护作用越强,就越能够延缓衰老。

三、勤动腿

年近古稀的洪昭光教授经常出书、办讲座、参加各种社会活动,他能保持旺盛精力的秘诀是:心态平和,粗茶淡饭加上每天走路。脚底是人的重要器官,不可忽视。"火从头上起,寒从足下生",冬天多行走,有利于产生热量,促进血液循环。

跳舞也是一种很好的足疗方式,在音乐伴奏之下与朋友翩翩起舞,不像散步那样单调,可欣赏音乐、陶冶情操,更有利于身心健康!

四、勤动手

运动使心血管更具有弹性,还会使大脑释放类啡肽等有益的活性物质,促进人的思想和智力发挥。特别是运动手指更有利,因为手和手指的运动,能使大脑得到良性刺激。写字、画画、敲击键盘、编织等手工操作都很有益大脑,对延缓衰老功不可没。

另外,生活中自己力所能及的事情尽量自己去做,一方面少麻烦别人,另一方面还增加了自己的动手机会。如有可能,还可再找份差事干干,既充实自己,又发挥"余热"造福社会。

许多长寿老人的经验表明,退休不退缩、不退步,应"随心所欲不逾矩"，在含饴弄孙的同时，做自己喜欢做的事，像孔子那样"其为人也，发愤忘食，乐以忘忧，不知老之将至尔"！退而不休，有事身方健，无为寿不长！坚持脑勤、腿勤、手勤和口勤，不忘"生命在于运动"的至理名言，做到上述"四勤"，自然就百病难生，健康长寿了。

第三节　中国古代名家养生歌诀

中国古代的医学与养生学历史悠久，内容丰富，著作浩如烟海，影响深远，现在可以看到的文献资料中，有些是医学养生学的理论专著，有些是谈及这方面知识的野史笔记，其中有不少歌谣、诗词、诀语、格言等，把一些深奥的道理或精辟的见解用通俗易懂、流畅自然的韵文形式表述出来，便于记忆，也促使其更广泛地流传。

古代的养生歌诀主要有两类情况：其一是历代著名的医学家或达人名士关于养生之道的感想或体会，说出一些道理，给当时及后世人们以某种启发，具有较深的哲理性。其二是某些养生学家把某种具体的强身健体方法用歌诀的形式加以概括，别人听了或看了之后可以按照所述的方法去做，这就具有较强的实用性。这些歌诀同专论专著及资料文献一样，都是值得珍视的历史文化遗产。

一、《多少箴》

清代褚人获《坚瓠三集》卷二有一篇《多少箴》。

多少箴

少饮酒，多吃粥；

多茹菜，少食肉；

少开口，多闭目；

多梳头，少洗浴；

少群居，多独宿；

多收书，少积玉；

少取名，多忍辱；

多行善，少干禄；

便宜勿再往，好事不如没。

这首歌概括了前人关于养生的经验，提出了八多八少的原则。全篇的末句"便宜勿再往，好事不如没"，把养生的要点归结到清心寡欲上来，可见古人的养生之道，不仅注重养形，更注重养心。

二、《十寿歌》

《坚部补集》卷一有一篇《十寿歌》。

十寿歌

一要寿，横逆之来欢喜受；

二要寿，灵台密闭无情窦；

三要寿，艳舞娇歌屏左右；

四要寿，远离恩爱如仇寇；

五要寿，俭以保贫常守旧；

六要寿，平生莫遣双眉皱；

七要寿，浮名不与人争斗；

八要寿，对客忘言娱清昼；

九要寿，谨防坐卧风穿牖；

十要寿，断酒莫教滋味厚。

《十寿歌》讲的道理浅显易知，如果一一做到，对身体定大有裨益。

三、《四少歌》

唐代著名医学家孙思邈被后人尊为"药王"，也称为"真人"和"医圣"，他不仅对医学有卓越的贡献，关于养生也有系统的理论。

四少歌

口中言少，心中事少；

腹里食少，自然睡少；

依此四少，神仙可了。

这首歌流传很广，成为历代养生学家的座右铭。前两句指少说话，少想事。第三句是指吃饭要有节制，不要过量，以别吃得太饱为最好。这一点对老年人尤其重要。人上了年纪，胃肠的消化功能必然有所减弱,因此,为了顺应自然规律以尽天年,饮食清淡并适当少食,是非常必要的。第四句指出睡少,意思是不必睡很长的时间,但要睡好,即要提高睡眠的质量。这样睡的时间虽短,但休息得却很充分。如果能做到以上"四少",就自然是神仙,不需要再向渺茫虚无之处苦苦追求了。

四、《卫生歌》

孙思邈还有一首《卫生歌》。

卫生歌

春寒莫使绵衣薄,

夏热汗多需换着。

秋冬衣冷渐加添,

莫待疾生才服药。

这首歌句句明白通俗,讲出了人人熟悉而又容易忽视的生活经验。孙真人主张顺其自然,适其感觉,天冷就要多穿衣服,热天出汗要勤换衣服,要在日常生活中处处留心,注意预防,不要等生病了再去吃药。这个道理听起来使人感到亲切,像是老人对后辈的谆谆叮咛,今天的人们也应当记住这位古代医圣的良言。

五、《养心歌》

《坚部补集》卷三有《养心歌》三篇,说是出自《说圃识余》,考其原作者,乃是北宋著名理学家邵雍。邵雍,字尧夫,晚年隐居于洛阳城南,名其居处为"安乐窝",精心研究养生之道,有不少精辟的见解。

养心歌

得岁月,忘岁月;

得欢悦,忘欢悦。

万事乘除总在天,

何必愁肠千百结?

放一宽,莫胆窄,

古今兴废言可彻。

金谷繁华眼里尘,

淮阴事业锋头血。

陶潜篱畔菊花黄,

范蠡湖边芦月白。

临潼会上胆气豪,

丹阳县里箫声绝。

时来顽铁有光辉,

运退黄金无艳色。

逍遥且学圣贤心,

到此方知滋味别。

粗衣淡饭足家常,

养得浮生一世拙。

此诗表现了作者看破红尘的达观态度,他认为人的一生行事,要顺其自然,什么事不必苦心强求,须知功名富贵到头仅是一场空话。诗意有逃避现实的消极一面,但从养生学的角度看,邵雍提出的"养生必先养心"的见解,却是相当深刻的。如果心不安宁,欲无止境,终日孜孜于名利,汲汲于富贵,奔波劳碌,力倦神伤,哪里还谈得上强身健体?哪里还能做到益寿延年?

六、《修身歌》

王阳明是明代著名的思想家、教育家,他原名守仁,字伯安,后世尊称他阳明先生。他对养生之道也很重视,有些见解不同于常人。

修身歌

饥来吃饭倦来眠,

只此修行玄更玄。

说与世人浑不解,

却于身外觅神仙。

此诗被陈继儒《养生肤语》引用,今姑题作《修身歌》。王阳明笃守儒家理论,不盲从道家观点,认为养生的宗旨,要由修身来体现,它贯穿于饮食起居等日常生活之中。饥食倦眠,适其天性,能做到正心修身,这是比道家追求的"元"更"元"的了。

七、《却病歌》

石天基是明代人,生平未详。他有一首《却病歌》。

却病歌

人或生来气血弱，

不会快活疾病作。

病一作，心要乐，

心一乐，病都却。

心病或将心药医，

心不快活空服药。

且来唱我《快活歌》，

便是长生不老药。

此歌提倡人生要会快活，即保持情绪乐观，这是养生的一个重要原则。用现代科学的观点来看，人的心理和精神状态确能对人体生理产生巨大影响。思虑过度容易衰老，忧伤不去容易生病，悲愤至极会造成昏厥甚至死亡。

因此，许多养生学家都主张节思虑，和喜怒，去悲忧。做到这些的关键是乐观通达。古人云"知足常乐"，如果从消极方面去理解，认为"知足常乐"主张安于现状、不求进取、盲目乐观、得过且过，当然是不值得提倡的；如果从积极方面去理解，知足常乐的意思是：对于客观上实现不了的事情不要横生妄想，对于经过奋斗之后既成的事实要能够以正确态度接受。

人生在世，并不是所有的事情都顺心如意的，如果一直用眼睛往上看，抱恨生不逢时，己不如人，终日处于精神煎熬的状态，那必然会招来病魔并加速衰老。

从这个意义上考虑，石天基的《却病歌》可称得上至理名言。

八、《莫恼歌》

清人石成金，自幼体弱多病，常年汤药不断，后经悉心调养保健，逐渐摆脱疾患，身体由弱变强。他撰写的《长生秘诀》可谓经验之谈，谨择其中《莫恼歌》供朋友们参考。

莫恼歌

人生事，莫要恼，烦恼之人容易老。

世间万事怎能全，可叹痴人愁不了。

任你富贵和封侯，年年处处埋荒草。

放着快活不会享，何苦自己寻烦恼。

人生事，莫烦恼，明日阴晴尚难保。

双亲膝下俱承欢，一家大小都和好。

粗布衣，茶饭饱，这个快活哪里过。

富贵荣华让眼花，何苦自己讨烦恼。

第四节　养生益寿谚语与格言

一、养生谚语

（一）饮食类

大蒜是个宝，常吃身体好。

一日两苹果，毛病绕道过。

一日一枣，长生不老。

核桃山中宝，补肾又健脑。

吃米带糠，吃菜带帮。

男不离韭，女不离藕。

青红萝卜，生克熟补。

小小黄瓜是个宝，减肥美容少不了。

多吃芹菜不用问，降低血压很管用。

冬吃萝卜夏吃姜，胜似医生开药方。

夏天一碗绿豆汤，解毒去暑赛仙方。

晨吃三片姜，如喝人参汤。

三天不吃青，两眼冒金星。

宁可食无肉，不可饭无汤。

吃面多喝汤，免得开药方。

早喝盐汤如参汤，晚喝盐汤如砒霜。

烟熏火燎，不吃为好。

油炸腌泡，少吃为妙。

一碗姜盐茶，开胃祛风寒。

病人不忌嘴，大夫跑断腿。

病人不忌口，枉费大夫手。

（二）日常类

病从口中入，凉从脚上来。

头部宜冷，足部宜热。

食不过饱，衣不过暖。

饱不洗头，饿不洗澡。

冷水洗脸，美容保健。

汗水没落，冷水莫浇。

温水刷牙，防敏固齿。

太阳是个宝，晒晒身体好。

宁可常常三分寒，不可棉裹一身汗。

春捂秋冻，一年无病。

冬不恋床，夏不贪凉。

夏不睡石，秋不睡板。

春不露脐，冬不蒙头。

白天多动，夜里少梦。

睡前洗脚，胜吃补药。

晚上开窗，一觉都香。

贪凉失盖，不病才怪。

（三）心情类

养生在动，养心在静。

心不清净，思虑妄生。

心神安宁，病从何生。

闭目养神，静心益智。

药补食补，莫忘心补。

笑口常开，无病无灾。

忌愁制怒,人生高寿。

宁吃开心粥,不吃皱眉饭。

宁喝喜眉汤,不喝皱眉酒。

老无所好,精神枯燥。

树怕伤根,人怕伤心。

食多伤胃,气大伤人。

遇事不恼,长生不老。

心平气和好,九十不显老。

心躁热汗淌,心静自然凉。

遇事莫愁,不易白头。

花香蝶自舞,心宽寿自高。

(四)夫妻情感类

夫妻多恩爱,神仙也不怪。

夫妻相敬如宾,越活越显年轻。

夫不嫌妻丑,活过九十九。

一日夫妻百日恩,白头偕老成寿星。

秧好一半谷,妻好终生福。

子孝父心宽,妻贤夫兴旺。

伴侣两相无猜,日子舒畅自在。

(五)思想品德类

心怀坦荡,福高寿长。

静以养身,俭以养德。

尊老爱幼,延年益寿。

子孝妻贤,益寿延年。

家宽出少年,家和出寿星。

(六)治病求医类

宁叫肚受饿,不叫病缠身。

宁叫嘴受穷,不叫疮流脓。

无债者为富,无病者为福。

百治不如一防。

冒病,防不难,大葱大姜和大蒜。

止泻健脾补五脏,煮粥宜把扁豆放。

老防伤寒少防痢,中年要防伤肝脾。

若要百病不生,必须常饿三分。

帮人帮心,治病治根。

有病不瞒医,瞒医害自己。

滋肾补肝明目好,枸杞煮粥受称道。

大便一通,浑身轻松。

扎针拔罐,病好一半。

治便秘补中气,煮粥加藕见效力。

话说在明处,药敷在疼处。

三分吃药,七分调养。

病来如山倒,病去如抽丝。

名医难治心头病,心病终需心药医。

红糖生姜开水泡,睡前饮用治感冒。

白天如犯困,易得心痛病。

(七) 讲究卫生类

常讲卫生,百病不生。

卫生搞得好,疾病不缠绕。

器具不擦要生锈,人不卫生要短寿。

万物从土生,百病从口入。

预防肠胃病,饮食要干净。

喝开水,吃热菜,肠胃健康少病害。

贪图凉快吃冷饭,吃后容易把病犯。

臭鱼烂虾,得病冤家。

宁吃鲜桃一口,不吃烂杏一筐。

饭前要洗手,饭后要漱口,习惯成自然,百病全赶走。

洗头洗脚,胜过吃药。

头发常梳理,衣服勤换洗

勤洗衣裳勤洗澡,常晒被褥疾病少。

无事勤扫屋,强如上药铺。

(八) 戒烟戒酒类

粗茶淡饭少饮酒,能够活到九十九。

热酒伤肺,冷酒伤胃;冷热适度,少喝为贵。

秤砣小,压千斤;酒杯小,淹死人。

气大伤人,酒多伤身。

天天少饮酒,身材抖几抖。

饮酒致醉,伤肝坏胃。

药不治假病,酒不解真愁。

饭后一支烟,害处大无边。

烟抽多了伤心肺,酒喝多了伤肝胃。

不吸烟不沾酒,病魔绕道走。

不沾烟和酒,没病到白头。

(九)运动健身类

运动好比灵芝草,何必苦把仙方找。

铁不炼不成钢,人不运动不健康。

人懒生百病,勤动常年轻。

水停百日生毒,人闲百日生病,白天多动,夜间少梦。

快刀不磨黄锈起,胸膛不挺背要驼。

饭后百步走,活到九十九。

好饭莫饱,饭后莫跑。

强身之道,锻炼为妙。

每天遛个早,保健又防老。

清早牙齿叩一叩,到老不会落。

拍打足三里,胜吃老母鸡。

常搓手,可健脑,防止冻疮和感冒。

药补不如食补,食补不如练武。

千金难买老来瘦。

树老先老根,人老先老腿。

(十) 起居养生类

一日不眠,十日不安。

吃好睡好,长生不老。

经常不眠,少活十年。

早起早睡,精神百倍。

睡前热水洗洗脚,胜似吃副好补药。

袒胸露体宿户外,伤风感冒把病害。

二、养生格言

(一)《五行养生格言》

五行养生格言

金武祥

宠辱不惊,肝木自宁;

动静以敬,心火自定;

饮食有节,脾土不泄;

调息寡言,肺金自全;

淡泊寡欲,肾水自足。

（二）《宽心谣》

宽心谣

赵朴初

日出东海落西山，

愁也一天，喜也一天；

遇事不钻牛角尖，

人也舒坦，心也舒坦；

每月领取养老钱，

多也喜欢，少也喜欢；

小荤多素日三餐，

粗也香甜，细也香甜；

新旧衣服不挑拣，

好也御寒，赖也御寒；

常与知己聊聊天，

古也谈谈，今也谈谈；

内孙外孙同样看，

儿也喜欢，女也喜欢；

全家老少互慰勉，

贫也相安，富也相安；

早晚操劳勤锻炼，

忙也乐观，闲也乐观；

心宽体健养天年，

不是神仙，胜似神仙。

（三）《莫生气》

莫生气

佛家戒语

人生就像一场戏，

因为有缘才相聚。

相扶到老不容易，

是否更该去珍惜。

为了小事发脾气，

回头想来又何必。

别人生气我不气，

气出病来无人替。

我若气坏谁如意，

而且伤神又费力。

出门在外少管事，

早去早归少惦记。

邻居亲朋不要比，

儿孙琐事随他去。

娃娃降生皆欢喜，

人到终年任他去。

吃苦享乐在一起，

神仙羡慕好伴侣。

男女老少多注意，

莫生气啊莫生气。

参考文献

[1]姚春鹏.黄帝内经[M].北京:中华书局,2011.

[2]姚晓娟,汪银峰.管子[M].郑州:中州古籍出版社,2010.

[3]吴志超.导引养生史论稿[M].北京:北京体育大学出版社,1995.

[4]杨柳桥.庄子译著[M].上海:上海古籍出版社,2007.

[5]陈寿.三国志[M].西安:陕西旅游出版社,2002.

[6]魏雯,廖春敏.吕氏春秋[M].北京:西苑出版社,2011.

[7]沈寿.导引养生图说[M].北京:人民体育出版社,1992.

[8]葛兆光.中国思想史[M].上海:复旦大学出版社,2001.

[9]国家体育总局健身气功管理中心.健身气功知识荟萃[M].北京:人民体育出版社,2011.

[10]吴志超.导引健身解法[M].北京:北京体育大学出版社,2002.

[11]张广德.导引养生功[M].北京:北京体育大学出版社,2001.

[12]张岫峰.中国传统养生学[M].北京:新华出版社,1996.

［13］虞定海.中国传统保健体育与养生［M］.上海:上海科学技术出版社.2001.

［14］肖言生.人体经络实用手册修订升级版［M］.南京:江苏人民出版社,2009.

［15］卢义.食物相克与药物相克［M］.延边:延边人民出版社,2009.

［16］廖卓华.家庭养生完全手册［M］.新疆:新疆人民卫生出版社,2009.

［17］宋丽.唐代道教心理养生思想研究［D］.重庆:西南大学,2019.

［18］夏梦婷.《黄帝内经》的心理养生思想研究［D］.武汉:武汉大学,2018.

［19］朱寅巧.二十四节气饮食养生视觉信息设计研究［D］.武汉:武汉轻工大学,2022.

［20］李志飞.汉语谚语中的养生文化研究［D］.乌鲁木齐:新疆师范大学,2016.

［21］李媛.《遵生八笺》养生思想探析［D］.太原:山西大学,2013.

［22］于先进.传统体育养生思想探析［D］.曲阜:曲阜师范大学,2012.

［23］谢双峥.古代四时养生思想的历史发展及文献研究［D］.南昌:江西中医药大学,2020.

［24］王震,邱丕相,李志明.从导引图与养生功法的流变探研中国健身气功的本质特征［J］.体育科学,2007(07):49-52.

[25]毕鸿雁.中医养生保健治疗老年睡眠障碍[J].全科口腔医学电子杂志,2018(16):54.

[26]黄晓明.现代中医养生和老年保健研究[J].中国实用医药,2014(28):236-237.

[27]孙世玲,张红梅,张琳丽,等.注重老年养生保健的六个方面[J].中国中医药现代远程教育,2009(07):182-183.

[28]郭云辉,郭云静.传统医学理论在老年养生保健中的运用[J].江苏中医药,2005(01):47-48.

[29]杨佩璇.老年人养生保健的科学理论研究[J].泉州师范学院学报,2001(06):96-100.

[30]周文泉,陈可冀.中国老年养生保健学的起源、形成与发展(一)[J].中西医结合杂志,1988(12):751-753.

[31]周文泉,陈可冀.中国老年养生保健学的起源、形成与发展(二)[J].中西医结合杂志,1989(01):48-51.

[32]胡军,徐淑芬,徐超群,等.以中医养生为基础的家庭康复管理探讨[J].中医药管理杂志,2022(19):220-222.

[33]汪锦城,杨燕,胡镜清.古代步行养生方法探究[J].中医药导报,2022(09):101-104.

[34]张战博.中老年人养生保健常识[J].考试周刊,2013(85):194+9.

[35]张德荣.老年养生保健歌[J].现代养生,2001(01):48.

[36]任冬雪.老年养生保健与康复[A].中华中医药学会,2014:190-194.

后　记

博大精深的中华文化是中华民族的瑰宝,自古以来尊崇天人合一,适者长寿。古人发现人体是个小宇宙,与自然界这个大宇宙密切相连;不仅要求人与自然、人与社会、人与人的和谐,还要求人的自身和谐,保持自然界外在的平衡与人体内在的平衡。斗转星移,日月运转;天道如此,人法自然;所谓"天地大宇宙,人身小天地",和于阴阳,法于术数。古人追求天人合一,今人强调与自然和谐共生。大自然的四季更换,寒来暑往,春耕夏长,秋收冬藏,更始复迭;这些景象同人类的生命健康息息相关,故此人与自然构成了生命共同体。人体的生物钟和大自然的周期律顺则长,逆则消。顺应四时,作息有度,调和阴阳,方可长寿安康。圆满的人生,由健康开始;健康的身心,由养生开始。"精""气""神"是人的"宝",精充,气足,神全是养生保健的根本。本书在手就像手持一张养生快车的车票,相信您可以从博大精深的养生文化中找到适合自己简单易行的养生保健良方。

由于现代社会工作节奏日益加快,不良的生活习惯,不合理的饮食结构以及环境污染问题、食品安全问题等现象的出现,老百姓逐渐意识到健康问题的重要性。普通家庭中若有患者则会牵制全家人的生活工作轨迹,若有大病无疑是对家庭的一种打击和考验。因此,全民健康,不分老幼、地域、民族。但可以重点偏斜于城市社区居民和农村社区居民当中的中老年人群,以老带幼,旨在全家养生,全民健康。进入新发展阶段,中国老年健康保健要贯彻新发展理念,融入新发展格局,把老年健康放在优先发展的战略位置,努力追求和不断实现老年健康的高质量发展,使广大老年群众切实感受到社会主义现代化国家的发展成果。为"实施积极应对人口老龄化"和全民健身国家战略,助力健康中国、体育强国建设做出更大贡献。

在老年养生保健的发展过程中,既有古人的智慧精华,也不可避免地裹挟着历史糟粕。我们只有在对其发展历程正确认识的基础上,以历史和辩证唯物主义为理论指导,以科学的、客观的精神甄别区分。本书由于编撰时间仓促,加之经验和能力有限,没有引入数字化信息,这也是今后撰写需要努力的方向。新时代,新征程,全民健身活动如火如荼,老年健康事业蓬勃发展。本书编委会全体成员愿凭借健康中国建设的东风,为社区(老年)教育鼓劲助力,不忘初心使命,责任重担在肩,以梦为马,不负韶华,积极推动老年健康事业高质量发展。

《老年养生与保健》编委会

2023 年 1 月